高血压早期信号

高血压离你还有多远

主 编

谢英彪 李嫦英

副主编

杨 斌 黄志坚

编著者

卢 岗 周明飞 陈大江 王弋然

张云风 杨 艺 金泰勋 卞玉凡

虞丽相 宋 健 刘嘉伟 李 晶

金盾出版社

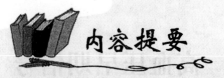

内容提要

本书简要介绍了高血压的定义、临床表现、病理病因、基础检查、临床诊断等基础知识，重点介绍了高血压的临床早期信号、预防和治疗，包括西药治疗、中成药治疗、饮食调养及运动疗法等。其内容科学实用，深入浅出，集知识性、趣味性于一体，适合高血压患者及大众阅读。

图书在版编目(CIP)数据

高血压早期信号：高血压离你还有多远/谢英彪，李嫦英主编 . —北京：金盾出版社，2016.2
　ISBN 978-7-5186-0674-0

　Ⅰ.①高…　Ⅱ.①谢…②李…　Ⅲ.①高血压－防治　Ⅳ.①R544.1

中国版本图书馆 CIP 数据核字(2015)第 281242 号

金盾出版社出版、总发行

北京太平路 5 号(地铁万寿路站往南)
邮政编码：100036　电话：68214039　83219215
传真：68276683　网址：www.jdcbs.cn
封面印刷：北京印刷一厂
正文印刷：北京万博诚印刷有限公司
装订：北京万博诚印刷有限公司
各地新华书店经销
开本：850×1168 1/32　印张：7.625　字数：152 千字
2016 年 2 月第 1 版第 1 次印刷
印数：1～5 000　定价：23.00 元

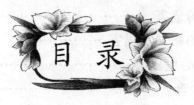

目 录

一、基础知识

(一)概述

1.高血压是无声的杀手

高血压是一种以动脉血压持续升高为主要表现的慢性疾病,常引起心、脑、肾等重要器官的病变并出现相应的后果。全国卫生部门统计资料显示,我国现有高血压患者约2亿,每10个成年人当中有2个高血压患者,高血压现已成为"生命第一杀手"。

对多数患者而言,高血压是无声无息的疾病,本身没有不适症状。很多患者患病多年仍未察觉,差不多10个人当中就有5个人根本不知道自己有这个疾病。

(1)世界卫生组织建议使用的血压标准

1)正常血压:凡正常成人收缩压应≤140毫米汞柱,舒张压≤90毫米汞柱。

2)高血压:如果成人收缩压≥160毫米汞柱,舒张压≥95毫米汞柱为高血压。

3)临界高血压:血压值在上述两者之间,亦即收缩压在

141～159毫米汞柱,舒张压在91～94毫米汞柱,为临界高血压。

(2)临床症状:高血压的最初症状多为疲乏,时有头晕,记忆力减退,休息后可消失。血压明显升高时,可出现头晕加重,头痛甚至恶心、呕吐。尤其在劳累或情绪激动等引起血压迅速升高时,症状明显。但是有的患者即使血压很高也没有症状,这是需要特别注意的。

高血压的主要临床表现为体循环动脉血压持续升高并伴有心、脑、肾及血管壁的结构与功能的进行性损害,起病及经过缓慢,最终死亡原因为心力衰竭、肾衰竭及脑血管意外。本病为最常见的心血管疾病,世界卫生组织公布成人高血压患病率高达15%。国内本病患病率为7%～10%,随年龄增长,发病有明显上升趋势。黑种人、肥胖、吸烟、脑力劳动者等人群发病率较高。长期、系统、正规的抗高血压治疗有助于减慢病情发展、防止靶器官损害及提高生活质量。

(3)诊断要点:诊断高血压须经过多次测量,至少有连续两次舒张压平均值在90毫米汞柱及以上才可诊断。即使达到了高血压标准,也不一定都需要使用药物治疗,而要综合考虑患者的身体状况。

高血压的确诊不能只靠一次血压高而确定,必须至少测量两次非同日血压(每次至少测3遍),所得数值均在高血压范围之内。在未确诊之前不应开始降血压治疗,除高血压急症外,对所有可疑为高血压患者的诊断结论都必须进行全面分析,以确定是否需要治疗,切忌仓促做出长期用药的决定。

近20年来,世界卫生组织已两次修订高血压诊断标准。我国高血压诊断标准自1959年确定至今,已修订过4次。在未用抗高血压药情况下,收缩压≥140毫米汞柱和(或)舒张压≥90毫米汞柱,按血压水平将高血压分为1、2、3级。收缩压≥140毫米汞柱和舒张压<90毫米汞柱单列为单纯性收缩期高血压。患者既往有高血压史,目前正在用抗高血压药,血压虽然<140/90毫米汞柱,亦应该诊断为高血压。高血压是一种以动脉压升高为特征,可伴有心脏、血管、脑和肾等器官功能性或器质性改变的全身性疾病。流行病学研究已表明,人群中动脉血压水平随年龄增长而升高,且呈连续性分布。由于人们的绝对血压水平可因性别、年龄、种族等许多因素不同而有差别,因而正常血压与高血压之间并无明显的差别。

2.三高、三低、三个误区

如果血压的收缩压≤130毫米汞柱,舒张压≤90毫米汞柱,那么还不属于占我国人口约10%的高血压患者之一。目前,高血压及其并发症是仅次于癌症的死因,我国高血压患病率也是呈逐年上升趋势,下面一些数字触目惊心。

(1)三高

1)患病率高:1991年患病率为11.88%,患者数9000万,1998年1.1亿,平均每11人或每3个家庭有一名高血压患者。

2)致残率高:目前我国有脑卒中患者600万,其中75%不同程度丧失劳动力,40%重度致残,每年有150万人新发脑卒中。

3)死亡率高:心脑血管病占我国城市人口死因构成的41%,北京已达51%。

(2)三低

1)知晓率低:1991年全国30个省市95万人调查,知晓率城市36.3%,农村13.7%。

2)服药率低:城市17.4%,农村5.4%。

3)控制率低:血压控制到140/90毫米汞柱以下者,城市4.2%,农村0.9%,全国2.9%。

(3)三个误区

1)不愿意服药:宁用降血压帽、降血压鞋、降血压手表、降血压裤腰带。

2)不难受不服药:没有症状不吃药,血压正常就停药。

3)不按医嘱服药:按广告服药,按图索骥或道听途说。

3.高血压的病因

原发性高血压一般没有太清晰的发病原因。一方面可能是由于遗传因素,大约50%的高血压患者有家族遗传史。还有一方面是环境因素。

(1)钠盐摄入过多可能引发高血压。

(2)高脂肪食物摄入过多也容易引发高血压。

(3)工作压力大等原因引起。

(4)体重过重也可能诱发高血压。

继发性高血压主要是由某种疾病所引起。比如,肾病可引起高血压,甲亢也容易引起高血压。这类疾病引起的高血压,大多是暂时的,一旦疾病治疗好了以后,高血压就会慢慢消失。

调查表明,高血压的知晓率只占20%,很多人并不知道自

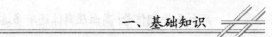

已得了高血压,也不知道为什么会得。在这 20% 知道自己得了高血压的人当中又有 50% 是知道自己得了高血压却不闻不问,任其随意发展,不接受治疗的。所以人们对高血压的关注度还是不够的。往往抱着反正也无法治愈,身边很多人都有,就无所谓了。这种心态往往导致高血压引发更严重的后果。

年轻群体的高血压发病率越来越高。近年来,高血压越来越呈现年轻化趋势。主要体现在 40 岁之前得高血压的人越来越多。另外,近年来青少年得高血压的人也比原来增多了。现在不少十五六岁的青少年就有得高血压的,不过这种情况一般是由体重过重引起的。这种情况一般无须治疗,只要注意饮食,多运动,体重减轻了,血压自然就降下来了。

一些人认为高血压并不可怕,可怕的是并发症,其实这种说法不够全面。高血压确实会引发很多严重并发症,如高血压可以引发冠心病、心绞痛、肾病、眼底动脉硬化等疾病,而一旦形成了这些疾病就比较难治疗了。

高血压是众多疾病的源头,想要避免严重并发症的发生,必须要对高血压重视起来。特别是现在高血压越来越呈现年轻化的趋势时,相比老年高血压患者,岁数小的人得并发症的概率就更大一些。所以,对高血压有个更正确的认识是当前最需要做的。

4.高血压的分类

高血压可分为原发性高血压和继发性高血压两类。原发性高血压是指病因尚未十分明确的高血压,又称高血压病。由其他已知疾病所致的血压升高,则称为继发性或症状性高

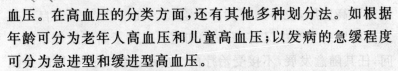

血压。在高血压的分类方面，还有其他多种划分法。如根据年龄可分为老年人高血压和儿童高血压；以发病的急缓程度可分为急进型和缓进型高血压。

（1）**原发性高血压**：即高血压病，是指以血压升高为主要临床表现的一种疾病，约占高血压患者的95％。患者多在40～50岁发病，早期患者可无症状，可能在体检时发现。少数有头痛、头晕眼花、心悸及肢体麻木等症状。晚期高血压可在上述症状加重的基础上引起心、脑、肾等器官的病变及相应症状，以致发生动脉硬化、脑血管意外、肾脏病，并易伴发冠心病；临床上只有排除继发型高血压后，才可诊断为高血压病。年过40者，每年至少要到医院检查1次，如果等到高血压症状明显出现再去诊治，就为时已晚。

（2）**继发性高血压**：是指在某些疾病中并发血压升高，仅仅是这些疾病的症状之一，故又称症状性高血压，占所有高血压患者的1％～5％；对于青年人或体质虚弱的高血压患者，或高血压伴有明显的泌尿系统症状，或在妊娠后期、产后、更年期的高血压，或伴有全身性疾病的高血压，均应考虑继发型高血压。如果引起高血压症状的原发病症能够治好，那么高血压就可以消失。继发性高血压多发生于30岁以前，尤其是无高血压家族史的青少年。对服降血压药而血压不降者，应考虑有继发性病因的可能。由于继发性高血压有病因可查，在治疗上和原发性高血压有所不同。怀疑为继发性高血压者，应根据所患疾病找不同的专科医生进行诊治，以便及早康复。

高血压的危害性除与患者的血压水平相关外，还取决于同时存在的其他心血管危险因素及合并的其他疾病情况。因此，现在的高血压定义与分类，除仍将高血压的诊断标准定在

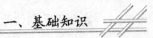

收缩压≥140毫米汞柱和(或)舒张压≥90毫米汞柱,根据血压水平分为正常、正常高值血压和1、2、3级高血压之外,还根据合并的心血管危险因素、靶器官损害和同时患有的其他疾病,将高血压患者分为4层(组),即低危、中危、高危和很高危,并依此指导医生确定治疗时机、治疗策略与估计预后。

高血压患者的治疗决策不仅根据血压水平,还要根据以下诸方面:①其他危险因素;②靶器官损害;③并存临床情况如心、脑血管病,肾病及糖尿病;④患者个人情况及经济条件等。为了便于危险分层,WHO/ISH指南委员会根据"弗明汉心脏研究"观察对象10年心血管病死亡,非致死性卒中和非致死性心肌梗死的资料,计算出几项危险因素合并存在时对以后心血管事件绝对危险的影响。

如果患者的收缩压与舒张压分属不同的级别时,则以较高的分级为准。单纯收缩期高血压也可按照收缩压水平分为1、2、3级。

(3)高血压患者危险度

1)低危组:男性年龄小于55岁、女性年龄小于65岁,高血压1级、无其他危险因素者,属低危组。典型情况下,10年随访中患者发生主要心血管事件的危险小于15%。

2)中危组:高血压2级或1~2级,同时有1~2个危险因素,患者应否给予药物治疗,开始药物治疗前应经多长时间的观察,医生需予以十分缜密的判断。典型情况下,该组患者随后10年内发生主要心血管事件的危险为15%~20%,若患者属高血压1级,兼有一种危险因素,10年内发生心血管事件危险为15%。

3)高危组:高血压水平属1~2级,兼有3种或更多危险因素、兼患糖尿病或靶器官损害,或高血压水平属 3 级但无其他危险因素患者属高危组。典型情况下,他们随后 10 年间发生主要心血管事件的危险为 20%~30%。

4)很高危组:高血压 3 级,同时有 1 种以上危险因素或兼患糖尿病或靶器官损害,或高血压 1~3 级并有临床相关疾病。典型情况下,随后 10 年间发生主要心血管事件的危险最高,可≥30%,应迅速开始最积极的治疗。

(二)早期信号

1.高血压的早期信号

高血压总是悄无声息地损害人们的健康,所以我们要知道高血压的早期症状,及时监测血压有助于病情控制。

(1)眩晕:是高血压患者出现最多的症状。

1)血压降得太低或长期高血压导致脑供血不足,产生头晕。血压波动会造成血管抑制性头晕,女性患者出现较多,可能会在突然蹲下或起立时发作。

2)高血压可以增强脑动脉的搏动感,进而对脑组织形成冲击和振荡,引起头晕。

(2)失眠:持续升高的血压可导致大脑皮质和自主神经出现功能失调,从而间接引起入睡困难、易醒、睡眠不踏实、易做噩梦、易惊醒等失眠症状。血压升高,自主神经活性增强,引起心跳加快、呼吸急促、思绪万千,也会导致入睡困难。

（3）耳鸣：高血压可以导致内耳动脉硬化和痉挛，因供血不足使听觉神经功能发生退化。高血压引起的耳鸣主要表现为耳朵里会出现断断续续嗡嗡作响的声音，就像水车来回转那样低沉的声音。它的特点是双耳耳鸣多为间断性的，持续时间较长。

（4）头痛：头痛是高血压患者经常出现的症状，其诱发原因多种多样，有时是高血压本身引起的；有时是精神过度紧张引起的；更为严重的是，它还可能是脑卒中的前兆。对于高血压患者来说，千万别忽视了头痛这个危险的信号。高血压患者的头痛部位、性质及程度与患者的年龄、高血压的不同发展阶段及程度有一定的相关性。紧张性头痛往往发生在高血压早期、血压波动在130～140/85～90毫米汞柱的患者中，多为青壮年人，且头痛多局限于一侧或两侧的前头部及后头部。这种情况往往由患者长期精神过度紧张，或突然受到强烈的刺激、打击等引起，在血压升高的同时常伴头痛。这种头痛在患者服降血压药，且血压降至正常时就会明显减轻或消失。血压波动于140～160/90～100毫米汞柱者多为中老年人，经常伴有糖尿病、冠状动脉病变、高脂血症等其他疾病。其头痛可从颈枕部扩散至前头部、眼眶及太阳穴，头痛多为搏动性痛，常较剧烈。血压波动于160～190/95～120毫米汞柱之间者，以老年人居多，头痛常为全头痛，多不剧烈，常伴头昏、眩晕、头沉重、耳鸣或脑鸣等。当患者突然血压上升时，往往出现意识模糊、全身抽搐、头痛、剧烈呕吐、暂时性视力丧失等症状。患者家属这时候一定要引起警惕，这很可能是脑卒中的警讯，一定要马上把患者送至医院诊治。

（5）肢体麻木：血压波动或升高时，全身小动脉出现痉挛,造成血管舒缩功能紊乱或动脉硬化,引起肢体局部供血不足,出现四肢发麻,特别是长期患高血压得不到良好控制时,症状更明显。

2.高血压的可疑信号

相当一部分患者多年可无高血压症状,但有高血压家族史,本人从没有量过血压,也不知道自己有高血压,偶尔感觉头晕,也认为与太累有关,休息一下就好了。因为没有症状,所以也不重视,医学上称为无症状性高血压或适应性高血压。在临床上,医生经常发现一些患者因其他疾病就诊时,顺便测量血压或体检时,测出血压较高。

(1)无症状性高血压在临床上并不少见,其主要特点,一是患者平时身体强壮,很少去医院看病,不知道自己患有高血压;二是此类患者多为年轻人,尤其是年轻白领,平时工作忙,压力大,熬夜多,生活不规律,偶有不适也总与累联系起来;三是这种血压通常呈阶梯状缓慢上升,由轻度到中度到重度逐渐升高,由于患者对这种缓慢升高的血压已经适应,即使血压已很高,也无任何症状和不适,仍日复一日在激烈的竞争中拼搏,不知道自己身上已隐藏着危及生命的定时炸弹。随着年龄的增长,心、脑血管逐渐发生硬化,脆性增加,弹性减弱,在进行高强度的活动或情绪激动时,血压会迅速上升导致严重的心脑血管意外甚至猝死。因此,无症状高血压是一种很凶险的疾病,它比有症状的高血压具有更大的危险性。

(2)无症状性高血压的危害常常被忽视。其实,这种起病隐匿、发展缓慢的高血压危险性很大,不但会损害心、脑、肾的

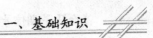

功能,还可导致心、脑、肾脏病的发生,甚至造成患者突然死亡。例如,著名作曲家施光南,平素认为身体"健康",突然死于钢琴架上。生前仅发现有 3 次牙病就诊史,而死亡时的诊断书上则写着"高血压性脑出血"。施光南患的正是这种无症状性高血压。他之死,是在劳累、精神因素等诱因下,血压突然升高,超过了脑血管的承受能力,发生了脑出血而猝死。

长期患有缓进型高血压,由于适应了较高水平的血压状态,即使血压较高时也可无明显症状。所以,中老年人每4~6个月测量 1 次血压,每年 1 次体检是非常必要的。特别是肥胖者、高血脂者、糖尿病患者及有高血压家族史者,即便无高血压症状,也要定期测量血压。如发现血压偏高,不论有无症状,都要进行降血压治疗,使血压控制在基本正常范围。平时要注意消除导致血压升高的各种危险因素,如戒烟限酒,坚持低盐、低脂肪、低糖饮食,保持情绪稳定,喜怒有度,生活规律,劳逸结合,保证良好睡眠。加强身体锻炼,防止过度超重。人过中年,特别是脑力劳动者,要注意早发现、早诊断、早治疗。

据世界卫生组织和国际高血压协会提出的治疗原则,对舒张压<95~100 毫米汞柱者,可先采用非药物疗法治疗3~6个月,包括适当限盐(食盐每天控制在 5 克以下),低脂饮食(节制蛋黄、鱼子、肥肉、动物内脏等摄入),严格戒烟,不酗酒,健身松弛疗法(如散步、慢跑、打太极拳、练养生功等)。经非药物治疗效果不明显者,可选降血压药物治疗。目前认为,降血压药适用于有以下高危因素的轻度高血压患者:有冠心病或高血压家族遗传史;已有心、脑、肾损害及眼底病变,如有左心室肥厚、脑动脉硬化;肥胖、高脂血症、糖耐量异常及吸烟者。

由于高血压需长期甚至终身服药治疗，因此轻度高血压患者在选择降血压药物时，应根据年龄及有无并发症合理选用。老年高血压患者多伴有全身动脉硬化，肾功能不全，血压调节功能较差，并常合并哮喘、慢性气管炎、糖尿病等，应避免使用交感神经节阻滞药，可选用利尿药和钙离子通道阻滞药，常用氢氯噻嗪（双氢克尿塞）12.5～25 毫克，每日 1 次，或硝苯地平（硝苯吡啶）5～10 毫克，每日 3 次，对大多数患者有效。中青年高血压患者交感神经反应性及肾素水平一般较高些，且并发症少，可选用β受体阻滞药或血管紧张素转化酶抑制药，如美托洛尔（美多心安）或阿替洛尔（氨酰心安）50～100 毫克，每日 1 次，或卡托普利（巯甲丙脯酸）12.5～25 毫克，每日 3 次。

但不论用何药治疗，血压不宜降得过低过快，以免引起脑血管血流量灌注不足，发生头晕、晕厥等。一般舒张压≥100 毫米汞柱者，以降至 90 毫米汞柱为宜，若＜100 毫米汞柱，则以降低 10 毫米汞柱为妥。当头晕、头痛、肢麻等症状消失及血压得到控制后，宜逐渐减少用药剂量，以最小剂量维持或采用间歇服药方法。

轻度高血压患者接受科学的治疗是有益处的。在过去 5～6 年中，由于一些国家和地区重视了轻度高血压的治疗，脑卒中的死亡率下降了 30％以上。许多科学家乐观地预计，如有更多的轻度高血压患者能得到正确的治疗指导，使他们的舒张压控制在 90 毫米汞柱以下，这些人的健康状况和生活质量将得到显著提高。

3.高血压患者的自我感觉

高血压常见的症状包括头昏脑胀、头痛等。没有这些症状的人就认为自己没有高血压,或者治疗中的高血压患者没有这些感觉时就认为血压控制良好,这是很危险的。高血压不能凭症状诊断,降血压药的疗效也不能只用症状来判断,必须通过正确测量血压才行。

根据我国 2002 年的调查统计,我国人群高血压患者的高血压知晓率、治疗率和控制率分别为 30.2%、24.7%、6.1%,知晓率是指可被诊断为高血压的调查对象在调查前就知道自己患有高血压者的比例;治疗率是指可被诊断为高血压的调查对象中近 2 周内服降血压药者的比例;控制率为可被诊断为高血压的调查对象中目前通过治疗血压在 140/90 毫米汞柱以下者的比例。目前,我国人群高血压患者的高血压知晓率、服药治疗率和控制率都很低。此外,农村的相应各率明显低于城市,男性低于女性。美国 20 世纪 80 年代的资料显示,人群高血压患者知晓率为 60%,服药率为 40%,控制率达 25%;2000 年以上三率分别达 70%,59% 和 34%。这一调查结果显示,近半个世纪来我国人群高血压患病率上升很快。其他研究资料还表明,心血管病的其他危险因素(血脂异常、肥胖、糖尿病、吸烟等)也呈明显上升趋势,加快了高血压的致病过程。导致高血压和其他危险因素上升的主要原因是由于我国经济发展,人民生活改善和生活节奏的加快带来的一系列不健康生活方式所致。其中,最重要的是膳食不平衡,吸烟和过量饮酒,缺乏体力活动和心理压力增加。这些不良趋势,以及很低的人群高血压控制率，是对我国人群高血压防治的一个严重的挑战，也是一个机遇。每一名医务工作者对我国高血压的流行态势及其将导致的后果必须要有清醒的认识，保持高度的警觉，并采取有力的防治措施。

为了及时知道自己患有高血压，必须定期做高血压监测，也就是测量血压，尤其是具有高血压家族史的人患高血压的概率更高，高血压发病年龄可能提前，更应该定期检查，绝不能等到有了症状才去检查。

患了高血压，大多需要接受药物治疗，而且需要终身服用降血压药。"不觉得难受就不服药"是绝对不可取得。因为"觉得难受"不一定血压高，血压高的时候不一定"觉得难受"。用药要规范，不可随意减、停或更换降血压药品种，以免造成血压较大的波动，引起急性血管意外如脑出血，或加速靶器官损害如冠心病、脑动脉硬化等。药物控制下血压正常后，长期服用合适剂量的降血压药不会导致血压过低。

临床门诊上，高血压患者多因为有明显症状，出现严重头晕、头痛、心脏不适，甚至心肌梗死、心力衰竭、脑血管病才来就诊，解决症状后才开始真正控制自身的血压。高血压这一隐患性疾病，容易引发其他高危疾病，但是仍被大部分人当作"自我感觉、自我解决"的病症来对待。

高血压的就诊率低，多因它是隐患性疾病，大部分人在心里没有将它与心肌梗死、脑梗死、脑出血联系起来。还有人把自身的高血压当作偶然事件，不测量血压就认为不高。这一隐患如果"埋"得过深，引发的可不是小病。所以，一旦发现高血压，应到医院就诊。

老年人的血压应＜140/90（收缩压/舒张压）毫米汞柱，中青年应＜135/85毫米汞柱,而对于糖尿病患者或伴有心、脑、肾损害的患者应降到＞130/80毫米汞柱。出现非同日的两次血压＞140/90毫米汞柱,无论是高压、低压同时高出,还是其中一个数值高出,都一定要到医院进行系统诊察。高血压分原发性和继发性,这需要检查和医生的判断才能确诊。不是所有的高血压都要服用降血压药,如果是因高危因素造成的(如肥胖、内分泌高血压等),应先解决高危因素,到时血压自然会得到控制。像病例1中的张先生,发现血压偏高后自行买药,控制得不好却迟迟不肯就诊。张先生的高血压有可能是用药不当造成的,也有可能是高危因素造成的。

降血压药物还是应选择长效药,有靶器官(如心、脑、肾)保护作用的药物。多数患者应长期服药,只是监测状况不同,医生会进行药物和药量的调整。现在一些患者常年使用短效制剂,每日3次,但此类药通常作用于白天,对于较重的高血压患者容易造成昼夜压差明显,易引发各类疾病。现在普遍选择的降血压药,还是以西药为主。有些患者不重视症状,自行买药,结果血压控制得不好;还有些患者复制别人的降血压处方,按照其他人的药量随意加减,这些都是危险的处理办法。

高血压患者定期在医生指导下进行调药的做法最为妥当。因为高血压患者易受情绪等多重因素影响,遇到一些突发事件时血压会有骤变,有些人盲目加大药量,反而会引发一系列的不良反应。

现在降血压药种类甚多,药效也各有不同。针对不同高血压患者,其血压水平、危险因素、相关疾病都存在着个体化差异,药物绝对不是"人云亦云"。别人服用后有效的,对你来说未必合适。

（三）高血压的症状与诊断

1.高血压的临床症状

按起病缓急和病程进展,可分为缓进型和急进型,以缓进型多见。

（1）缓进型高血压

1）早期表现:早期多无症状,体检时偶尔发现血压增高,或在精神紧张,情绪激动或劳累后感头晕、头痛、眼花、耳鸣、失眠、乏力、注意力不集中等症状,可能系高级神经功能失调所致。早期血压仅暂时升高,随病程进展血压持续升高,脏器受累。

2）脑部表现:头痛、头晕常见,多由于情绪激动,过度疲劳,气候变化或停用降血压药而诱发。血压急骤升高。剧烈头痛、视力障碍、恶心、呕吐、抽搐、昏迷、一过性偏瘫、失语等。

3）心脏表现:早期为心功能代偿,症状不明显;后期为心功能失代偿,发生心力衰竭。

4）肾脏表现:长期高血压致肾小动脉硬化。肾功能减退时,可引起夜尿,多尿,尿中含蛋白、管型及红细胞。尿浓缩功能低下,酚红排泄及尿素廓清障碍。出现氮质血症及尿毒症。

5）动脉改变。

6）眼底改变。

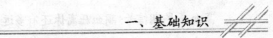

（2）急进型高血压：急进型高血压又称恶性高血压，占高血压的 1%，可由缓进型突然转变而来，也可突然起病。恶性高血压可发生在任何年龄，但以 30～40 岁为最多见。血压明显升高，舒张压多在 130 毫米汞柱以上，有乏力、口渴、多尿等症状。视力迅速减退，眼底有视网膜出血及渗出，常有双侧视神经乳头水肿。迅速出现蛋白尿、血尿及肾功能不全，也可发生心力衰竭、高血压脑病和高血压危象，病程进展迅速多死于尿毒症。

2.高血压的诊断标准

目前，我国采用 1999 年世界卫生组织/高血压专家委员会（WHO/ISH）制订的高血压诊断标准，即 3 次检查核实后，按血压值的高低分为正常血压、临界高血压和确诊高血压。

（1）正常血压：收缩压在 130 毫米汞柱或以下，舒张压在 85 毫米汞柱或以下，而又非低血压者，应视为正常血压。

（2）临界高血压：收缩压在 140～149 毫米汞柱和舒张压在 90～94 毫米汞柱者为是。

（3）确诊高血压：收缩压≥140 毫米汞柱和舒张压≥90 毫米汞柱者为是。

目前，国内高血压的诊断采用 2000 年中国高血压治疗指南建议的标准（表1）。

表1 高血压的诊断标准

类别	收缩压（毫米汞柱）	舒张压（毫米汞柱）
正常血压	<120	<80
正常高值	120～139	80～89
高血压	≥140	≥90
1级高血压（轻度）	140～159	90～99
2级高血压（中度）	160～179	100～109
3级高血压（重度）	≥180	≥110
单纯收缩期高血压	≥140	<90

如患者的收缩压与舒张压分属不同的级别时，则以较高的分级标准为准。单纯收缩期高血压也可按照收缩压水平分为1、2、3级。

高血压患者心血管危险分级标准（表2）。

表2 高血压危险等级

其他危险因素和病史	血压水平		
	1级	2级	3级
无其他危险因素	低	中	高
1～2个危险因素	中	中	极高危
≥3个危险因素或糖尿病或靶器官损害	高	高	极高危
有并发症	极高危	极高危	极高危

这里需要注意的是：血压正常与否是人为划定的界限，它会随着我们对血压的进一步认识而改变。过去认为随着年龄的增长，收缩压和舒张压均有增高的趋势，不同的年龄组的数值是不同的，尤以收缩压更为明显。但现在有资料表明，无论处于哪个年龄组，收缩压超过160毫米汞柱都会增加脑卒中、

心肌梗死和肾衰竭的危险性和死亡率。

目前还有资料显示,降低血压对心肌梗死的发生和死亡影响较小。分析原因是多方面的,有人认为降血压程度不够是一个重要原因,只有当舒张压降至80毫米汞柱以下,才可能减少冠心病心肌梗死的发生和死亡。可见,现在的血压值仍然可能偏高。当然,还需要更多的临床资料和实验进行验证,以便确定更合理、更全面的血压界点和确定正常血压界点的实际意义。

所有高血压患者的血压均应降至<140/90毫米汞柱,而≤138/83毫米汞柱则更为理想。轻度患者以血压控制在120/80毫米汞柱为好。中青年应降至<130/85毫米汞柱,老年患者以控制在<140/90毫米汞柱为宜,单纯收缩压高者亦应将收缩压控制在140毫米汞柱以下。若合并糖尿病或心、脑、肾等脏器损害时,应尽量将血压降至<130/80毫米汞柱或达到理想水平。

3.高血压的鉴别诊断

(1)慢性肾脏疾病:慢性肾脏病早期均有明显的肾脏病变的临床表现,在病程的中后期出现高血压。肾穿刺病理检查有助于诊断慢性肾小球肾炎;多次尿细菌培养和静脉肾盂造影对诊断慢性肾盂肾炎有价值。糖尿病肾病者均有多年糖尿病病史。

(2)肾血管疾病:肾动脉狭窄是继发性高血压的常见原因之一。高血压的特点为病程短,为进展性或难治性高血压,舒张压升高明显(常>110毫米汞柱),腹部或肋脊角连续性或收缩期杂音,血浆肾素活性增高,两侧肾脏大小不等(长径相差>1.5厘米)。可行超声检查,静脉肾盂造影,血浆肾素活性测定,放射性核素肾显像,肾动脉造影等以明确诊断。

(3)嗜铬细胞瘤:高血压呈阵发性或持续性。典型病例常表现为血压的不稳定和阵发性发作。发作时除血压骤然升高外,还有头痛、心悸、恶心、多汗、四肢冰冷和麻木感、视力减退、上腹或胸骨后疼痛等。典型的发作可由于情绪改变如兴奋、恐惧、发怒而诱发。血和尿儿茶酚胺及其代谢产物的测定、胰高血糖素激发试验、酚妥拉明试验、可乐定试验等药物试验有助于进行诊断。

(4)原发性醛固酮增多症:①轻至中度高血压。②多尿尤其夜尿增多、口渴、尿比重偏低。③发作性肌无力或瘫痪、肌痛、搐搦或手足麻木感等。凡高血压者合并上述3项临床表现,并有低钾血症、高血钠而无其他原因可解释的,应考虑本病之可能。实验室检查可见血和尿醛固酮升高,群体反应性抗体(PRA)降低。

(5)皮质醇增多症:垂体瘤、肾上腺皮质增生或肿瘤所致,表现为满月脸、多毛、皮肤细薄,血糖增高,24小时尿游离皮质醇和17羟或17酮类固醇增高,肾上腺超声可以有占位性病变。

(6)主动脉缩窄:多表现为上肢高血压、下肢低血压。如患者血压异常升高,或伴胸部收缩期杂音,应怀疑本症存在。CT和MRI有助于明确诊断,主动脉造影可明确狭窄段范围及周围有无动脉瘤形成。

4. 高血压的临床评估

对高血压患者进行临床评估是为了证实血压是否持续升高和升高水平,排除或证实继发性高血压,确定心、脑、肾等靶器官损害是否存在和损害程度,询问及检查患者有无可能影响预后及治疗的其他心血管病危险因素。

(1)病史:全面的病史采集极为重要,应包括有无心脑血管、糖尿病或肾脏病的家族史;高血压的病程及症状;有无同时伴有心脑血管疾病、糖尿病或肾脏病;有无提示继发性高血压的症状;生活方式;有无服用可能升高血压的药物如口服避孕药、激素、甘草等;了解个人心理和环境因素,包括家庭情况、工作环境及文化程度。

(2)体格检查:包括测量身高、体重、血压,计算体重指数;心血管、肺部及腹部检查(注意有无血管杂音、肾脏增大和其他肿块)和眼底、神经系统检查。

(3)实验室检查:包括全血细胞计数、尿常规、血脂和肝肾功能等生化指标,心电图和胸片。若疑有心脏肥厚和心功能减退,应做超声心动图;若疑及主动脉、颈动脉及外周动脉疾病,应检查血管超声图;若疑及肾脏疾病,应做肾超声图。

二、高血压的危险因素

（一）高血压的发病原因

1.高血压的原因

患原发性高血压的因素很多,年龄、性别、吸烟、饮酒、不健康的生活方式都有可能患原发性高血压。因此,养成不吸烟少饮酒,清淡饮食,精神乐观的好习惯,控制体重,加强体育锻炼,是预防高血压发病的有效措施,同时在群众中普及高血压防治知识,以减少高血压的危险因素,增进民众的健康水平。

（1）遗传:高血压有一定的遗传基础。统计表明,父母有高血压的患者,患高血压的概率明显高于父母没有高血压的人。数据表明,双亲中有一人或均有高血压者,其子女患高血压的概率要比普通人群高 1~2 倍。原发性高血压的发病因素中,遗传作用不容忽视。如果两位高血压患者互为婚配,其子女一生之中患高血压的可能性超过 1/2,甚至达到 3/4。但配偶中只有一位是高血压患者,其子女患高血压的可能性不足 1/5,甚至更小些。

（2）地域：一般来说,寒冷地区高血压的患病率要高于温暖地区,海拔高的地区发病率高于海拔低的地区。北方人群收缩压比南方高,其原因可能与气候条件、饮食习惯、生活方式有关,如南方温暖阴雨多,北方寒冷较干燥;南方平均食盐量比北方少等。

（3）季节：在同一人群中,冬季高血压的发病率要高于夏季。

（4）饮食：吃盐多的人群比吃盐少的人群更容易患高血压,习惯吃动物脂肪的人群比不吃的人群发病概率要高。

（5）饮酒：饮酒量与高血压的发病率成正比关系,饮酒越多,时间越长,发病率越高。

（6）环境：长期从事脑力劳动、精神紧张、噪声刺激等人群,患病率明显高于普通人。环境中缺乏负离子也是高血压发病的重要机制。空气负离子经呼吸道入肺,通过膜交换系统进入血液循环,随血液循环到达全身各组织器官,以直接刺激、神经反射,以及通过体液方式作用于机体各系统,产生良好的生理效应。当负离子进入血液后,释放出电荷,尽管微乎其微,但对于平衡状态下的血液电荷却很敏感。它会直接影响血液中带电粒子(蛋白质、血细胞)的组成与分布情况,使异常的血液形态与理化特征正常化;并通过促进机体组织的氧化还原过程,特别是通过加强肝、脑、肾等重要组织的氧化过程,激活多种酶系统,对机体的脂肪、蛋白质、糖类、水及电解质代谢起到调整与优化作用。

（7）体质：肥胖者比正常人更容易患高血压,与其血脂高有非常大的关系。

（8）疾病：肾脏疾病、妊娠、动脉狭窄、颅脑病变等,均可引起高血压。

2.诱发高血压的因素

(1)性别、年龄：男性患高血压者明显高于女性。无论男女，平均血压随年龄的增长而发病者数增多。一般来说，幼年和青年血压增高趋势，随着年龄的增长而增多更为明显。所以，防治高血压要从娃娃抓起，这样可以起到事半功倍的效果。

(2)摄入食盐较多：钠盐的过多摄入是导致高血压的一个重要的危险因素，大家在平时的饮食中要控制每天钠盐的摄入量不超过 5 克。这是因为高钠可使血压升高，低钠有助于降低血压，而高钙和高钾饮食可降低高血压的发病率。我国北方人食盐多于南方，所以北方的高血压发病率比南方高。

(3)身体肥胖超重：随着人们的生活水平不断提高，现在的肥胖者也在不断增多，而肥胖是诱发高血压的一个独立危险因素。肥胖者高血压患病率是体重正常者的 2～6 倍。所以，减肥至标准的正常体重，不仅可以降低和控制高血压，而且对控制糖尿病、冠心病都有益处。人们在正常体重下患高血压的比例为 11.3％，而肥胖者患病率达到 44.5％。肥胖的人用药物控制血压相对来说比较难一些，要剂量多一些才能得到控制。

(4)精神紧张、心理压力大：长期精神紧张、不良精神刺激、愤怒或恐惧、恶劣环境刺激、文化修养差、经济拮据等，都可以导致血压升高。高血压的发病与不良的心理情绪是有非常密切的关系的，在生活中一些长期从事精神紧张度高的职业者,如驾驶员、证券经纪人、公司职员及新闻工作者等人群,这些人生活很不规律,精神经常处于高度紧张状态,心理压力较大,加上缺少体力活动和锻炼,其发病率比正常人群要高。从事脑力劳动和紧张工作的人群,比从事体力劳动者的高血压患病率高;城市居民较农村居民患病率高。血压区域低龄化的原因,可能与生活紧张、精神心理因素、社会角色有关。

(5)吸烟饮酒:吸烟饮酒对人体的健康影响是非常严重的,尤其是高血压。吸烟、酗酒可诱发冠心病,使血压升高。酒对高血压影响分为急性和慢性效应。吸烟饮酒的急性效应是可引起暂时性降低血压作用。但心率加快、心搏出量增加,对心脏有一定的损害。慢性效应造成以后的血压升高,饮酒越多,血压越高。对于大量吸烟饮酒的人来说,患高血压的概率非常高。吸烟可加速动脉粥样硬化,心跳加快,收缩压和舒张压升高。吸烟者易患恶性高血压,且易死于蛛网膜下隙出血,而且尼古丁影响降血压药的疗效。另外,大量饮酒也会导致血压升高。

(二) 高血压对人体的危害

1. 高血压的发病率高

2012 年 5 月 16 日发布的《2012 年世界卫生统计》报告称,全球 1/3 成年人患有高血压,这种病症的死亡人数约为脑卒中和心脏病所导致的总死亡人数的一半。世界卫生组织总干事陈冯富珍博士说:"在某些非洲国家,多达半数成年人患有高血压。"这份世界卫生组织的年度统计报告首次纳入了关于194个国家中患有高血压的男性和女性百分比信息。在高收入国家,广泛进行诊断和低成本药物治疗促使全民平均血压显著降低,并有助于减少心脏病导致的死亡。但是在非洲,据估计,许多国家40%以上(最多可达50%)成年人患有高血压。这些人大多数未得到诊断,而其中许多病例本可以通过低成本药物得到治疗,由此大大减少心脏病和脑卒中导致的死亡和残疾的风险。

20世纪80年代,我国高血压发病率为7.7%;到了21世纪初,迅速上升到18.8%;近10年,高血压的患病率增长了31%。目前,我国高血压患者估计已超过2亿,而且这一趋势仍会继续发展,短时期内不太可能出现逆转。如果再不加以控制,在今后的15年中将增长50%。

流行病学调查表明,我国老年原发性高血压患病率已达38.2%～57.6%,并且每年成倍递增,在绝大多数患者中,高血压的病因不明。老年人原发性高血压指年龄大于65岁,血压值持续或非同日3次以上超过标准血压诊断标准,即收缩压≥160毫米汞柱和(或)舒张压≥95毫米汞柱而排除继发性高血压患者。高血压对老年人的健康构成极大的威胁,也给国家带来了巨大的经济负担。因此,采取强有力的公共卫生措施控制高血压意义重大。

2.高血压的危害

(1)前期危害:头痛,部位多在后脑,并伴有恶心、呕吐等症状。若经常感到头痛,而且很剧烈,同时又恶心作呕,就可能是向恶性高血压转化的信号;眩晕,女性患者出现较多,可能会在突然蹲下或起立时有所感觉;双耳耳鸣,持续时间较长;心悸气短,高血压会导致心肌肥厚、心脏扩大、心肌梗死、心功能不全,这些都是导致心悸气短的症状;失眠,多为入睡困难、早醒、睡眠不踏实、易做噩梦、易惊醒,这与大脑皮质功能紊乱及自主神经功能失调有关;肢体麻木,常见手指、脚趾麻木或皮肤如蚁行感,手指不灵活。身体其他部位也可能出现麻木,还可能感觉异常,甚至半身不遂。

(2)中后期危害

1)对血管的损害:高血压加重全身小动脉硬化,使心、脑、肾等重要器官发生缺血、缺氧、功能受损;形成动脉粥样硬化,容易造成血管出现血栓;还可形成动脉瘤,一旦血压骤升,血管瘤破裂即有生命危险。

2)对心脏的损害:血压偏高使心脏负荷加重,易发生心室肥大,进一步导致高血压性心脏病、冠心病、心力衰竭、心律失常。

3)对脑部的损害:脑部常见脑出血和脑梗死。

4)对肾脏的损害:使肾萎缩,然后导致肾衰竭。

(3)高血压的并发症:高血压是严重危害人们健康的最常见疾病之一,高血压的危害不容小觑,但是许多患者因缺乏应有的自我保健知识,不注意定期监测血压,使得高血压得不到及时有效的控制,心、脑、肾三个重要的生命器官就会受到致命性打击,从而产生严重的并发症。虽然很多人患有高血压,但是对于高血压的真正危害却并无太多了解。高血压是引发心脑血管病的首要因素,还会引起多种并发症。老年人因为年老体弱，对高血压的抵抗能力更低。下面就来了解一下高血压究竟可引起哪些并发症。

1）引发脑血管疾病：高血压的主要直接并发症是脑血管病，尤其是脑出血。一组 312 例住院的原发性高血压患者经15～18 年长期随访，由于心、脑、肾并发症死亡 97 例，占全部死因的 74.6％。在 596 例老年人高血压前瞻性 27 个月随访观察研究中，心、脑血管病累积发生率为 68.79％，脑血管病累积发生率为 36.91％。研究表明，血压越高，并发症的发生率也越高。上海市宝山区对 15 岁以上 5 456 人关于血压与脑卒中发病关系的研究表明，在随访的 9 年内，高血压患者发生脑血管病约占整个人群脑血管病发生人数的 70％，其中确诊高血压患脑血管病的相对危险性是正常血压者的 32 倍，临界高血压也高达 9 倍。

2）引起肾脏病：长期高血压可导致肾小动脉硬化。肾功能减退时，可引起夜尿，多尿，尿中含蛋白、管型及红细胞。尿浓缩功能低下，酚红排泄及尿素廓清障碍。出现氮质血症及尿毒症。

3）引起猝死：猝死是临床上最为危急的状态。它表现为忽然发生呼吸、心跳停止，意识丧失，并常于 1 小时内死亡。高血压因左心室负荷增加，而致左室肥厚，易患心律失常、冠心病，是猝死的高危因素。冠心病猝死约占全部心血管病猝死的 90％。

4）导致多种病变：高血压还可导致心、脑、肾和血管多种病变，发生左心室肥厚、充血性心力衰竭、主动脉夹层、慢性肾衰竭等严重威胁生命与健康的并发症。

(4)更年期危害

1)更年期高血压会造成心脏负担加重,引起高血压心脏病,逐渐引起心力衰竭,部分患者可合并冠心病、心绞痛、心律失常,甚至产生危及生命的心肌梗死。

2)更年期高血压会导致肾小球动脉硬化、肾脏缺血,出现蛋白尿、管型尿、夜间尿量增多、多尿,甚至肾功能不全、尿毒症等。

3)更年期高血压会导致脑动脉硬化、血管痉挛,导致脑缺血和脑动脉血栓的形成,也可以出现高血压脑病,这时患者可有脑出血、呕吐、失语、偏瘫,智力减退,记忆力差,易疲劳,痴呆或精神异常,甚至昏迷和死亡。

4)更年期高血压会导致眼底动脉硬化,引起眼底出血或有渗出物而严重影响视力,严重的导致失明。更年期高血压是属于特殊人群的高血压,临床症状较多,严重影响正常工作、生活质量和身体健康。由于更年期高血压的危害很大,所以要及时发现、及时治疗,同时要注重更年期的生活调养,纠正生活中的不良习惯,经常做一些有氧运动。

3.高血压的靶器官损害

高血压的形成主要是因为周围动脉阻力与心排血量间平衡失调的结果,它的首要体征是血压增高。疾病初期全身细小动脉痉挛,但暂时还没有明显的病理变化。早期高血压患者如能及时就诊,在医生指导下改变不良生活方式并坚持治疗,可以使疾病得到有效的控制。如果此时不进行有效控制,持续几年后可引起全身细小动脉硬化,变得僵硬且缺乏弹性,管腔变窄,输送至组织的血流速度减慢,造成心、脑、肾等重要脏器损害而不能正常工作。这种损害先是表现为组织结构异常,通过"努力多做工作"来补偿功能方面的影响(功能代偿期);以后可发展为无法代偿而致脏器衰竭(功能失代偿期)。高血压引起的靶器官损害包括:①心。高血压并发左心室肥厚,又是冠心病的重要发病因素。②脑。高血压是脑出血的重要发病因素,也是脑梗死的病因因素之一。③肾。高血压引起肾小球动脉硬化,导致肾衰竭、尿毒症。④眼。高血压使眼底小动脉硬化、出血,引起视力障碍。因此,高血压是心脑血管病的罪魁祸首,必须早检查、早发现、早预防、早控制,终生坚持不懈。

(1)左心室肥厚:高血压及其内分泌、代谢因素,可引起心肌细胞体积增大和间质增生,使左心室体积和重量增加,从而导致左心室肥厚。很久以前,人们就观察到无论是否经过治疗,高血压都可以合并左心室肥厚,并能通过心电图早期发现。一般认为,左心室肥厚可以反映血压升高的持续时间及严重程度。在早期的系列高血压研究中,40%~60%的高血压患者都合并有左心室肥厚。但目前研究发现,在所有危险因素相同的情况下,降血压药物治疗可以减少左心室肥厚的发生。有研究表明,降血压药物治疗能有效地阻止左心室肥厚和降低心血管事件的发生率。心电图检查可以发现左心室肥厚、心肌缺血、心脏传导阻滞或心律失常。胸部 X 线检查,可以了解心脏轮廓、大动脉及肺循环情况。超声心动图,在诊断左心室肥厚和舒张期心力衰竭方面优于心电图。其他诊断方法有心脏磁共振成像和磁共振血管造影,冠状动脉计算机断层扫描,心脏同位素显像,运动试验或冠状动脉造影等。

(2)脑血管改变:高血压可造成动脉弹性纤维散裂和断裂,胶原沉积于动脉壁,导致动脉增厚和僵硬,还引起血管内皮功能障碍,使得动脉粥样硬化斑块易于形成。随斑块扩大和管腔狭窄加重,可发生脑缺血;斑块破裂、出血及继发血栓形成,可导致脑梗死。脑小动脉尤其是颅底动脉环是高血压动脉粥样硬化的好发部位。此外,大约半数的高血压患者合并脑小动脉微小动脉瘤,其发病机制与动脉粥样硬化不同,但也是导致脑出血的重要原因。磁共振检查发现,高血压患者常合并有无症状的腔隙性脑梗死,主要分布于基底节区和大脑白质部位。这些基底节区和大脑半球白质内多发小梗死称为皮质下动脉硬化性脑病。流行病学研究表明,这些无症状多发脑梗死与高血压有关,并可导致进展性痴呆。此外,高血压患者,尤其是老年患者,如果白天和夜间血压波动大,夜间血压较白天下降超过20%,也可因夜间脑灌注减少而导致发生皮质下动脉硬化性脑病。头颅磁共振血管造影或计算机断层扫描有助于发现腔隙性病灶或脑血管狭窄、钙化和斑块病变。经颅多普勒超声对诊断脑血管痉挛、狭窄或闭塞有一定帮助。目前认知功能的筛查评估主要采用简易精神状态量表。

(3)颈动脉内膜-中层增厚:是动脉粥样硬化的早期表现,常伴有颈动脉粥样斑块形成,可造成颈动脉狭窄。由于颈动脉壁含大量弹性蛋白和胶原,对血压变化敏感,血压升高时导致血管内皮舒张因子减少,动脉血管平滑肌增生、肥大,胶原纤维增生,致使血管内膜增厚;中层平滑肌细胞肥大和胞外基质胶原成分增加,形态学表现为颈动脉内膜-中层增厚。很多研究已经证实,通常颈动脉内膜厚度为0.1～0.5毫米,而高血压颈动脉内膜-中层厚度与冠状动脉硬化性心脏病、脑动脉及外周血管硬化性疾病明显相关。颈动脉内膜-中层厚度和粥样斑块可独立于血压水平预测心血管事件。多项研究证实,脉搏波传导速度增快是心血管事件的独立预测因素。踝/臂血压指数能有效筛查外周动脉疾病,评估心血管风险。

(4)眼底视网膜病变:高血压患者常可发生眼底视网膜损害,长期血压升高导致眼底小动脉增厚、变细、扭曲、反光增强、交叉压迫及动静脉比例下降,视网膜发生出血、渗出、视盘水肿等。通常将高血压眼底改变分为4级:Ⅰ级,视网膜小动脉出现轻度狭窄、硬化、痉挛和变细;Ⅱ级,视网膜小动脉中度狭窄和硬化,出现动脉交叉压迫症,视网膜静脉阻塞;Ⅲ级,动脉中度以上狭窄伴局部收缩,视网膜棉絮状渗出、出血和水肿;Ⅳ级,视盘水肿伴有Ⅲ级眼底的各种改变。研究显示,高血压患者出现视网膜病变的发生率为5%～15%,并随着降血压药物治疗而下降。视网膜动脉病变可反映小血管病变情况。常规眼底镜检查的高血压眼底改变,Ⅲ级或Ⅳ级高血压眼底对判断预后有价值。

(5)高血压肾损害:高血压与肾脏的关系相当密切,随着血压升高,终末期肾病的发生率也明显增加。在重度高血压,终末期肾病发生率是正常血压者的11倍以上,即使血压在正常高值水平也达1.9倍。当24小时尿白蛋白＞300毫克,和肾小球滤过率每分钟＜60毫升时可诊断为慢性肾脏病3期。研究显示,慢性肾脏病3期与心血管、肾脏不良事件密切相关。此外,微量白蛋白尿也被认为是高血压早期肾损害的指标。肾脏损害主要根据血清肌酐升高,估算的肾小球滤过率降低或尿白蛋白排出量增加。微量白蛋白尿已被证实是心血管事件的独立预测因素。高血压患者尤其合并糖尿病的，应定期检查尿白蛋白排泄量，24 小时尿白蛋白排泄量或晨尿白蛋白/肌酐比值为最佳。血清尿酸水平增高，对心血管风险可能也有一定预测价值。

血压正常者的心血管危险性最小，临界高血压较高，而确诊高血压者最高。高血压患者若血压显著增高，达到 200/120 毫米汞柱以上那是相当危险的，容易发生脑出血等意外，不容忽视。因此，须将血压控制在理想水平，中青年或糖尿病患者应将血压降至理想或正常血压（130/85 毫米汞柱）。老年人至少应将血压降至正常高值（140/90 毫米汞柱）为妥。不同类型的高血压不仅对靶器官损害程度有所不同，而且对靶器官的损害也有一定的选择性。高血压病程越长，心、脑、肾等靶器官的损害程度也越严重。如病程大于 10 年的高血压患者眼底动脉硬化、脑梗死、心室肥厚、心律失常、心力衰竭、肾功能减退的发生率均明显高于病程小于 10 年者。且年龄与靶器官损害也有一定的关系。有高血压的老年人就比血压正常的老年人心脏血管并发症发生率要高。高血压患者靶器官损害的危险性不仅取决于血压水平，还取决于同时存在的其他危险因素的数量和程度，如高脂血症、糖尿病、肥胖、吸烟等。危险因素多的高血压患者，靶器官损害的易发性增强，引起的并发症发病率就越高。

有效地控制高血压是预防靶器官损害和心血管疾病发生、发展的关键，能明显降低脑卒中、心力衰竭等的发生率和死亡率。高血压患者合并危险因素时更容易引起或加重靶器官的损害。因此在降血压治疗的同时，消除心血管疾病危险因素，可使高血压患者靶器官损害和心血管疾病的发生率明显下降。

4.高血压的血压波动

(1)血压调节功能下降:老年人血压波动较大,并且极易受到体位的影响,这主要是:①压力感受器的敏感性降低,对血压变化的缓冲能力降低。②血管硬化,β受体功能降低,使其对血压变化的调节功能减弱。③肾小动脉硬化导致肾脏释放肾素的作用减退。④心脏应激能力降低。

(2)治疗高血压患者应有耐心:降血压是一个相对缓慢的过程,应考虑到患者的耐受程度,通过长期服药把血压控制在一个理想的水平。治疗时并不能以简单降血压数值为最终目的,更重要的是预防和控制对心、脑、肾的损害。不同人群的降血压治疗目标也不一样:①中青年高血压<130/85毫米汞柱。②老年人高血压<140/90毫米汞柱。③合并靶器官损害或糖尿病<130/80毫米汞柱。④合并肾功能不全<130/80毫米汞柱。

据统计,我国高血压患者已达8 000万之多,其中尤以老年患者为多。由于高血压是引起脑卒中和冠心病的重要危害因素,一些高血压患者常常要求医生开一些见效快的降血压药,或擅自加大降血压药剂量和增加服药次数,想在短时间内把血压降至正常,这种心情可以理解。殊不知,这种操之过急的做法会发生种种不良后果以致危及生命。

(3)血管硬化、血管壁弹性下降:高血压患者都有不同程度的血管硬化,血管壁弹性降低,收缩和舒张的能力差,发病时间长等特点,尤其高龄患者,在冬天血管处于收缩状态,血液流动缓慢,再说人体的心、脑、肾重要器官的正常血流灌注都必须维持"较高"的血压,才能保持正常血液循环。如营养心肌的冠状动脉因硬化而阻力增高,血压过低时,心脏供血不足,脑、肝、肾等血流量也随之减少,就会产生一系列缺血、缺氧的症状,医学上称之为"降血压灌注不良综合征",可出现头昏、头痛、眼花、颈项强直疼痛、上肢麻木、全身无力、嗜睡等。应该警惕的是,这些表现与血压过高引起的症状相类似,如未能及时测量血压,而误认为是血压过高所致,再急用降血压药物或加大降血压药剂量,则会发生突然失明、神志昏迷、半身瘫痪、心绞痛或严重的心律失常、急性肾衰竭、肝细胞损害等,有的可由于心肌梗死而猝死。

(4)降血压灌注不良综合征:多发生于体质虚弱的重症高血压患者和老年人。能引起上述症状的药物较多,常用的有胍乙啶、复方降血压胶丸、硝苯地平等,尤其在两种以上降血压药联合使用时不良反应更明显,如硝苯地平配合氢氯噻嗪、胍乙啶配合氢氯噻嗪时要特别小心。血压急降锐减,血流缓慢时还容易发生血栓,血栓尤易在血压偏低的睡眠中脱落,而造成脑血管内血栓形成,这种缺血性脑卒中多发生在清晨,患者可突发肢体活动障碍,语言不清而神志清醒的情况。如冠状动脉内的血栓脱落,也可突发心肌梗死而猝死。

(5)高血压患者自作主张服降血压药:鉴于血压急降对患者造成很多危害,高血压患者特别是老年高血压患者,在服降血压药时,应请医生检查决定,千万不能自作主张用多种药物或随意加大剂量。对于Ⅱ、Ⅲ期高血压和老年患者,服降血压药应从小剂量开始,定时测量血压,并根据血压及全身情况及时调整药物剂量和种类。要知道,高血压患者是需要终身治疗的，患者往往性情急躁，而精神情绪对血压的影响是很大的，故在药物降血压的同时，要注意自我心理调节，保持愉悦、豁达的心理状态；可打太极拳、养花弄草、书法绘画、听轻音乐、戒烟忌酗酒、饮食清淡少盐；肥胖者控制体重，生活规律，保持良好睡眠等。这些无疑有益于血压稳定，而不能一味依赖于用药。

血压稳定，心脑平安。控制血压使其长期稳定，必须有决心、毅力和掌握有关知识，家庭最好备血压计，让亲人学会测量血压，只有经常测量血压，按血压数值调节降血压药剂量，既坚持用药，又不操之过急，才能使血压保持稳定，心脑得以平安。

三、高血压的检查

(一)血压的测量

在诊所或医院环境中,医生在测量血压时,患者常自觉或不自觉地伴随"警觉"反应,产生一定的焦虑,血压读数相对高一些,一般收缩压高 10～15 毫米汞柱,舒张压高 5～10 毫米汞柱,而在诊所外血压正常,在正常有规律性反复出现的应激情况下血压也正常,血压升高只出现在诊所测量血压时,又无心脑血管受损,故称之为"白大衣性高血压",又称为诊所高血压。诊断标准是诊所血压>140/90 毫米汞柱,而动态血压监测时白天的血压<135/85 毫米汞柱,24 小时平均血压<125/80 毫米汞柱。

反白大衣性高血压又称为被掩盖的高血压或隐性高血压,有的称之为"白大衣性正常血压"或"孤立性动态高血压"。是指诊室测压时血压<140/90 毫米汞柱,而动态血压监测时白天的血压>135/85 毫米汞柱,24 小时平均血压>125/80 毫米汞柱。这类高血压患者发生心血管事件的危险性较大,应该引起足够的重视。

1.血压测量的原理

间接法测量血压采用气囊袖带在充气后阻断血流,然后检测放气过程中血流开始间断通过和完全通过的信号。检测血流信号的方法有压力波振荡法、柯氏音法、多普勒超声法和容量钳夹法。

压力波振荡法记录气囊内由于血流冲击血管壁产生的压力振荡波,开始出现振荡波时定为收缩压,振荡波幅度最大时定为平均动脉压,再计算舒张压。现在许多类型电子血压计和血压监护仪大多采用此原理。

柯氏音法用听诊技术检测血流间断通过时产生的一组音质和响度逐渐变化的搏动音,分别以柯氏第一音与第五音确定收缩压与舒张压。现在临床测量血压一般采用柯氏音法。多普勒超声法采用多普勒超声技术替代听诊法检测血流信号,主要用于测量新生儿和婴儿的血压。容量钳夹法应用自动控制技术,不断调整手指指套气囊内压力,使其与动脉壁侧压力相等,从而连续监测每个心动周期的血压。

柯氏音是指将测压期间声音的变化分为5个时相,第 I 时相:袖带压力下降中听到的第一次轻而清晰的敲击声;第 II 时相:随着气囊放气,声音变大,成为较响的钝浊音;第 III 时相:声音变得更响,出现较清脆的抨击音;第 IV 时相:声音突然变小,短促而低沉,往往带有柔和的吹风样性质;第 V 时相:随袖带压力下降,声音最终消失。临床上以第 I 时相作为收缩压,以第 V 时相作为舒张压。

一般来说,血压受患者自身神经精神因素、体液因素的调

节,而测得的血压又受到医务人员技术操作因素及血压计准确性的影响。因此,要想测量患者的准确血压应注意以下问题:

(1)测血压必须在患者安静时测量,如果患者刚刚运动后,应待其安静15～20分钟后测量。一般受测者至少静坐5分钟后再测血压。

(2)患者不应在餐后或餐前马上测血压,应在餐后1～2小时测量。

(3)患者应取卧位、半卧位或坐位测量血压。

(4)测血压前医务人员首先应把血压计调到零点,并检查血压计是否漏气。

(5)袖带应束于上臂肘横纹上2厘米左右,松紧要适宜,绑袖带后位置与心脏平齐。

(6)听诊器应放在肱动脉搏动最明显处,不得压得过重,也不得压在袖带下测量。

(7)充气时应使水银柱平面超过患者平时收缩压20毫米汞柱以上,放气时应均匀缓慢。

(8)若首次测得患者的血压偏高,应经非同日另次核实,非同日检查确有困难者,也可在同日内间隔1小时以上复查核实。每次取3个读数的平均值。

(9)首次测血压时,应对双臂进行测定,以后再次就诊测定血压时,选择首次测定血压稍高的一侧手臂做测定。

(10)测血压房间内要安静温暖,尽可能避免影响血压的外部因素,如吸烟、谈话、精神焦虑、咳嗽、用力、寒冷刺激、影响血压的药物(如糖皮质激素、避孕药、麻黄素滴鼻剂等),以及膀胱充盈等因素。

（11）血压计的气囊与袖带的宽度、长度对准确测量血压均有影响。一般来说，成人应用成年人规格的，儿童则应用儿童规格的。

（12）在诊断高血压时，必须多次测量血压，至少有两次以上非同日的血压值达到高血压标准（包括临界高血压），才能诊断。

（13）测定血压以后应有认真的记录，其中包括测定血压的时间、日期、体位、部位（左上臂或右上臂），以及近期服用药物、休息睡眠状况等。

（14）初学测压者应经过专科医师指导。

测量儿童的血压时应注意以下几个方面：袖带不宜过大，应与儿童前臂相适应，同时应注意听诊音的下降，以拍击性波动音完全变闷即舒张期第四音为舒张压的确定，而非成年人的波动音消失，因为儿童听诊音的消失可以不出现。儿童测量的血压值应与相应年龄、性别和体形的标准血压数据进行比较，才能确定血压是否升高。血压测量不应少于 3 次，间隔不应少于 3 分钟。

2.测量血压的仪器

（1）水银柱式血压计：比较准确可靠，是最早用来测量血压的仪器，但需掌握脉搏音听诊法，以柯氏音第 I 音为收缩压，第 V 音（消失音）为舒张压，如果听诊技术掌握不好，反而会出现较大的血压误差。另外，水银易外溢，影响准确性，玻璃管易损坏，携带不方便。

（2）机械式空盒气压表：也要用听诊器，优点是易操作，携带方便,但用久不够准确,需定期校对。

(3)电池启动的电子血压计:不需要测量者掌握听诊技术,只要袖带充气后仪器自动显示血压读数。根据是否需手动充气,电子血压计分半自动(手动充气放气)和全自动(自动充气放气)两种;根据袖带加压部位,又分为上臂式、腕式和指套式。上臂式测压数据可靠性相对性较好,又便于与水银柱式血压计比较,但衣服穿着较多时缚袖带较麻烦;指套式测压简便、迅速,但气温较低或手指温度较低时数据的可靠性较差;腕式血压计(表),它的测压原理与上述不同,它是通过传感器检测动脉脉搏波的传导速度,再通过公式换算成血压值,其数据的可靠性因人而异。

(4)动态血压监测仪:自20世纪80年代以来,世界上多数国家和地区均采用无创性动态血压监测仪。通常采用上臂袖带间断自动充气间接测压,根据压力波振荡法或柯氏音听诊法原理拾取信号并记录存储。携带式动态血压监测仪一般以数据方式储存信号或数据,通过连接微机系统,提供每次测量的血压读数和一些初步的参数统计分析。袖带充气加压有两种方式:电动泵和二氧化碳式氮气高压瓶,采用前者较多。临床上可用于诊断单纯性诊所高血压、顽固性高血压、发作性高血压或低血压、血压波动异常大等患者。但费用较高不易推广。

电子血压计的核心是其准确性,高准确性的电子血压计为患者监测血压提供了可靠的数据,也为临床诊疗提供了较有价值的信息。应用该种仪器具有以下几个优点:①比诊所偶测血压获得更多的测量数据,能较全面、更准确地反映患者实际血压的波动情况。②可以避免相当一部分(为20%~

30％)的"白大衣效应"引起的血压值偏高。③比动态血压监测费用便宜。④能提高患者坚持服药和积极治疗的依从性。⑤使用自动电子血压计可以减少用汞柱型血压计自测血压观察者偏倚所致的误差。

由于电子血压计袖带内的传感器为一高灵敏度的仪器，如遇袖带捆扎及传感器放置部位不当、身体运动等情况会导致测量误差，所以要注意准确的姿势及体位，要在安静状态及适宜的环境中测量，多测几次后取其平均值，所示血压可能更能代表其真实血压水平。

由于柯氏音低频成分和低振幅成分听取能力上存在差异，还有部分人柯氏音不消失，这就对传感器的灵敏度和可靠性提出了更高的要求，即尽可能地给使用者的电子血压计做必要、适当的调整，使其更能适应使用者间个体差异的范围，降低电子血压计使用的误差率。即使通过评估显示血压计是精确的，也应坚持对血压计进行每半年或一年的常规校正以确保血压计的准确性。

3.自我测量血压

自我测量血压是受测者在家中或其他环境里给自己测量血压，简称自测血压。自测血压可以提供日常生活状态下有价值的血压信息，在提示单纯性诊所高血压、评估降血压效应、改善治疗依从性及增强诊治的主动参与性方面具有独特优点，自测血压在评估血压水平和指导降血压治疗上已成为诊所偶测血压的重要补充。自测血压的具体方法与诊所偶测血压基本上相同。可以采用水银柱式血压计，但必须培训柯氏音听诊法。用电子血压计测量血压时一般推荐使用符合国际标准的上臂式全自动或半自动电子血压计,不推荐使用手腕式和指套式电子血压计。自测血压时,也以 2 次读数的平均值记录,同时记录测量日期、时间、地点和活动情况。一般而言,自测血压值低于诊所血压值。目前尚无统一的自测血压正常值,推荐 135/85 毫米汞柱为正常上限参考值。

自我测量血压如应用适当,可提供更为准确的血压记录。自我测量血压可用于高血压最初的诊断和对治疗的评估,在评价顽固性高血压、药物所致低血压和自主神经系统疾病方面也可有价值。自我测量血压将越来越多地用来监测短期及长期对治疗的反应,可能最大的好处是避免被疏忽的药物过度治疗。自我测量血压的最佳适应证。

(1)诊断:认识最初的血压升高,识别"白大衣高血压",了解临界高血压通常的血压水平,比诊所偶测血压得到更多的测量读数,因而更全面、更准确地反映患者情况。

(2)预后:除与左室肥厚的关系外,其他方面资料尚不充分。

(3)治疗:监测对治疗的反应,确定是否在患者苏醒期间血压得到充分的控制,评估增减药物剂量的效应,了解是否有治疗过度或不足,了解是否有真正地对药物治疗的抵抗,当诊所偶测血压读数正常但靶器官损害在发展时,帮助识别控制得并不好的血压,识别可能由于药物所致不良反应与血压水平的关系。自我测量血压不仅可用以评价新药,而且可对许多患者的临床治疗提供很有价值的信息。如使用水银柱式血压仪,宜由亲属测量,以免由于患者动作和体位不当影响结果的准确性。

除注意体位、姿势、环境、测量方法及一般测量血压应注意的问题外,还应对所使用的血压计与标准的水银柱式血压计进行校对,了解其准确性。须告知患者:①如一周内血压进行性上升应及时复诊。②各种时间的血压(无论松弛或紧张)都要测量,尤其注意发怒及着急时血压的变化。③如测量是为了解降血压治疗是否充分,则要在用药期间测量以确定峰作用和持续作用的时间。④每 6~12 个月重新校正一次血压计的准确性。

大多数情况下应连续测定 3 遍血压,血压读数往往第一次最高,第三次最低。因此,一般规定每次测量血压应连续测 2~3 次(每次相隔 1~2 分钟),其读数的平均值作为该次的血压测定值;也有规定连续测量中舒张压相差不超过 4 毫米汞柱的两次血压读数的平均值作为测定值。血压值是一个波动性的生理指标,测量次数越多,就有较多次数的血压读数接近其平均值。连续测定时,第一次血压读数较高常是一种生理性"警戒反应"的表现。

有些高血压患者在连续测量血压时,血压会越测越高,这可能有以下原因:①患者在测压过程中处于焦虑、紧张状态,或者对外界刺激的反应较强。②患者处在不适当体位或姿势,或者膀胱充盈之际。③患者有较严重的高血压性心血管结构改变,阻力动脉管壁明显增厚、壁/腔之比增大。

血压受运动的影响,一般在白天从事各项活动和工作时,血压升高,而夜间睡觉时血压降低。运动时可以使心跳加快、加强,心输出量增加,动脉血压升高。因此,高血压患者应避免剧烈运动,以防血压增高而增加心脑血管并发症的发生。其次,有人发现运动后如舒张压超过 100 毫米汞柱,则提示不久将发生持续性高血压,因此对于运动后血压明显上升者应加强防治。

在家测血压方便灵活,可以在休息时测也可在活动后测,可反映一天的血压波动。只要测量的方法得当,应比医院测得准确。因为在医院测血压时医护人员在场,且都身着白大衣,往往引起患者血压反应性升高,即所谓的"白大衣高血压"。在家测血压的优点很多,首先是可避免"白大衣高血压"的出现,使测的血压更真实,其次能反映出运动或活动中的血压,同时也使患者认识自己的高血压问题,从而对治疗效果有所了解,提高了服药的自觉性。但是,家里测血压也要注意采用标准的测量方法,可以采用水银柱式血压计,但必须培训柯氏音听诊法,不推荐使用手指或肘部以下的家庭测压装置。

4.水银柱式血压计测压时常见的主观偏差

患者到医院或诊所休息 5～10 分钟后由医生或护士采用水银柱式血压计测量右上臂血压,这称为诊所或办公室血压,又称偶测血压,用这种方法获得的血压值仍然是目前高血压诊断与治疗的重要依据。但这种测量方法有一定的局限性,因血压是一个波动性较大的生理指标,偶测血压因其测压次数有限,难以反映患者的实际血压水平和波动情况,也无法知道患者的血压升高是短暂的还是持续的。偶测血压值一般比实际血压水平高,因为诊所或医院环境中,医生在测量血压时,患者常自觉或不自觉地伴随"警觉"反应,产生一定的焦虑,血压读数相对高一些,一般收缩压高 10～15 毫米汞柱,舒张压高 5～10 毫米汞柱,偶测血压均值要比动态血压监测的均值为高。

常见的主观偏差有:①因坐姿不当导致的目测误差(上臂低于心脏水平读数会偏高,反之则偏低)。②充气压过高使读数偏高,放气太慢使舒张压偏高,反之则偏低。③放气刚完就再次充气可导致读数欠准确。④倾向性尾数偏爱如读数习惯向"零"靠拢。⑤主观选择最终测值,如医生和护士事先知道受测者的大致血压水平,常使血压值出现很稳定的假象。因测压者的视听技术有时可致血压产生10~20毫米汞柱的差异,特别对血压居正常高值和Ⅰ级高血压患者更易造成误诊,不可不慎。

5.动态血压监测

动态血压监测通过一天之内每间隔一个不定的时间就测量、记录一次高血压的方法,能够有效测知人体高血压的动态情况。动态血压监测有两种方法,即直接法和间接法,而间接法更为常用。动态血压监测对于高血压的治疗有积极意义,它能够更准确地测量患者的血压、判断高血压的危险程度,同时有助于医生确定适宜患者的治疗方案和用药措施,并能预防因降血压过度所造成的不良反应。

通常情况下,如果应用血压计对患者进行一次性的血压测量往往很难达到理想效果,可能因为患者精神紧张、情绪波动或服用其他药物、测量时间不一致等因素造成血压测量结果出现偏差。尤其是测量时间的问题,每个人的血压在一天之中都是会不断变化的,一般在清晨起床后及下午4~6时,人体血压会达到峰值,而在睡眠或休息时血压则会有一定程度的降低。因此,使用动态血压监测的方法,能够通过在多个时段的血压测量来避免或排除因各种因素所造成的血压变化,从而可得到更为准确的血压值。

通过动态血压监测,能够计算出高血压患者夜间的血压平均值和白天血压平均值。健康人的血压都是随昼夜节律而变化的,且夜间血压平均值差别小于白天血压的平均值。但如果监测结果发现夜间血压平均值与白天血压平均值小于白天血压平均值的 10% 时,就说明患者的血压昼夜节律已经出现衰退,这就可能造成患者在清晨血压出现高峰时,发生脑出血、心肌梗死等意外情况,后果相当危险。

动态血压监测能够显示出患者的血压动态情况和病情变化。根据患者的病情变化,需给予不同的治疗方案和用药措施。如果患者的动态血压监测结果发现夜间血压平均值低于白天血压平均值,且二者之差大于白天血压平均值的 10%,那么患者只要应用起效较快的降血压药物就能够达到理想的治疗效果。但如果患者的监测结果为夜间血压平均值与白天血压平均值相差无几,或是在一天中血压持续升高,那么就应该选用长效降血压药,或在临睡前再服用一次药物。

动态血压监测能够及时测量患者在用药后、运动后或休息后的血压情况,有助于医生判断患者的病情,以及对患者用药情况的掌握,从而可有效避免患者因降血压过度而出现的不良反应。尤其是应用长效降血压的药物需要多次用药的患者,极易出现夜间血压过低以致引发心肌缺血、心肌梗死等情况,因而更需要进行动态血压监测以避免意外情况发生。

动态血压监测的适应证:①偶测血压与靶器官损害不相称者。②现有症状提示血压有较大波动者。③血压易变,医生难以决定是否需要治疗者。④症状的存在与血压增高可能有较大关系者。⑤临床科研对象。另外,对同日或不同日内血压的明显变异、心血管危险低的诊所高血压患者、提示有低血压发生的症状及顽固性高血压患者均适宜做动态血压监测。

近年来,24小时动态血压监测的价值已得到公认,其原因如下:①血压本身就是经常波动的,不仅天天而且时时刻刻在波动。②医生在诊室查血压常引起"警觉反应",使血压上升,称之为"白大衣现象",动态血压监测可避免这一现象。③血压升高的持续时间比血压高度对靶器官的损害更明显,而动态血压监测可以提供血压升高的持续时间。

动态血压监测不仅提供较为真实的血压测量环境,改善患者对疾病的认识和坚持治疗,更为重要的是大量证据指出,与偶测血压比较,24小时平均血压或日间平均血压与靶器官损害的关系更为密切,治疗前的动态血压具有预后价值。

动态血压监测的方法是,使用动态血压监测仪的袖带规格与听诊法所用袖带相似,多为12厘米×22厘米,适用于臂围24厘米×32厘米者,测量时将袖带缚于受试者左上臂(因右臂活动较多)。一般每20～30分钟自动充气测压并记录数据一次,夜间可适当延长到30～60分钟间隔。若为了考核降血压药疗效或观察血压昼夜节律,则白昼与夜间测压间隔时间尽量保持一致。动态血压监测时必须注意以下情况:①佩戴袖带的上臂在自动测量血压时应尽量保持静止,避免上肢肌肉收缩及运动。②须保持袖带位置不移动及不松动。③睡眠时上臂位置变化或被躯干压迫可影响血压读数的正确性。④部分可信度差的数据在分析时应舍弃,以免影响结果。

⑤有效的血压读数次数应该达监测次数的80％以上,否则结果的可靠性及重复性将减低。⑥有效血压读数的标准是:收缩压70～260毫米汞柱,舒张压40～150毫米汞柱,脉压20～150毫米汞柱。

动态血压监测的参数有:①24小时平均收缩压与舒张压。②最低收缩压与舒张压。③最高收缩压与舒张压。④夜间平均收缩压与舒张压。⑤白昼平均收缩压与舒张压。⑥夜间/白昼的收缩压与舒张压比值。⑦血压负荷值:24小时内收缩压和舒张压超过正常范围(白昼140/90毫米汞柱,夜间120/80毫米汞柱)次数的百分比。⑧24小时内血压随时间的变动趋势图:以小时为单位将一天划分为24个时间区间,计算各时间区间的平均收缩和舒张压,描记出曲线图表达24小时血压随时间的变动趋势。⑨曲线下面积,即计算24个时间区间收缩压或舒张压曲线下面积之和,各个区间的面积采用梯形面积法近似求出,是一个比较精确的指标。

动态血压监测的正常值在现阶段尚无统一标准,已有资料表明,动态血压正常平均值在不同性别、不同年龄有显著性差异,男性高于女性。24小时血压平均值一般低于听诊随测血压的读数,大约平均降低16毫米汞柱,可能与"白大衣效应"及夜间睡眠时生理降低的因素有关。国外10个国家4 930例资料汇总结果显示,24小时血压均值为118/71毫米汞柱,国内协作结果显示24小时血压均值为111/68毫米汞柱。目前阶段动态血压监测的正常上限值参考标准为:24小时均值＜130/80毫米汞柱,白昼均值＜135/85毫米汞柱,夜间均值＜125/75毫米汞柱。

高血压患者服用降血压药物常需对血压的控制程度进行

评估，过去常使用水银柱式血压计或自动、半自动血压计进行血压测量，其主要的局限性为测量的次数有限且不能测量夜间血压。24 小时动态血压监测能够提供连续时间的药物降血压作用资料，发现服用降血压药物时夜间血压降低的程度，能指导临床医生改进降血压药物的处方。

研究表明，高血压靶器官损害程度与白天或 24 小时血压平均值的关系比就诊时随测血压的关系更为密切，也就是说，24 小时平均血压值高、24 小时血压波动大（标准差大）的高血压患者，靶器官损害严重的可能性大。这一点提示，与随测血压相比，平均血压水平及血压波动范围与靶器官受损程度更为相关，即血压越高，高血压并发症越严重。所以，24 小时动态血压监测能更好地评估高血压并发症的发生。如果平均动态血压水平低于 120/80 毫米汞柱，很少见到高血压并发症，如果平均动态血压超过 160/100 毫米汞柱，则可出现不同程度的高血压并发症，包括不同程度的心、脑、肾和血管损害。所以，通过 24 小时动态血压监测能帮助预测患者高血压并发症的发生及发展的总的严重性，特别是平均收缩压的水平，平均血压持续增高者对高血压靶器官的损害比血压偶然增高者更为严重。有时观察到高血压伴或不伴左心室肥厚的患者，发现他们的随测血压极为相似，但 24 小时动态血压检查表明，伴左室肥厚的患者，平均血压水平明显高于无左心室肥厚的患者。据此推测，24 小时动态血压更能准确地反映人体一天中的循环总压力的情况，升高的总压力导致心脏后负荷增加，心室肥厚。血压越高，血压越不稳定，导致高血压的并发症越严重。故动态血压的波动性越大，高血压发生并发症的可能性也越大。但舒张压昼夜差别不明显者也提示心血管并发症的可能。

6.血压变异性

血压变异性表示一定时间内血压波动的程度。动态血压监测可以获得短时和长时血压变异性信息,一般以时域指标(即标准差)反映变异的幅度,以频域指标反映变异的速度。上臂袖带测压法在短时间内的血压读数小于 256 次,无法进行频域分析。因此,目前短时血压变异性采用整个 24 小时内每 30 分钟血压标准差的平均值,长时血压变异性采用 24 小时血压的标准差。为了比较不同血压水平的血压变异性,也有采用血压变异系数,即标准差/平均值,可分别求出 24 小时、白昼和夜间的血压变异系数,表示不同时间阶段的血压波动幅度。

通过 24 小时血压监测,测量半小时内和半小时间血压值的标准差发现血压变异在高血压患者明显比正常血压者高,并且随着高血压程度的发展,血压变异也逐步升高。近年来,一些研究结果表明,在高血压患者中不仅血压平均值,而且血压变异的程度也独立并显著地与高血压引起的靶器官损害有关系。临床实验揭示心肌梗死、心源性猝死、短暂性心肌缺血、脑卒中等在一天中并不是平均分布的,在早晨有更大的危险性,而血压清晨升高与这种灾难事件有相关性。在早晨交感神经对心血管作用加强,而迷走神经对心脏作用减弱,这些快速的神经变化促使了起床时血压变异升高,血压变异越大的患者具有越严重的靶器官损害。

既然血压变异可能促进高血压心血管并发症,那么最佳的降血压治疗应该既降低 24 小时平均血压，又减少血压变异。虽然降血压治疗对血压变异影响方面的信息十分有限，但通过一些资料发现，目前的抗高压药物能降低 24 小时平均血压水平，但是对 24 小时血压的标准差影响很小，尤其是短效降血压药物更是如此。有些药物甚至增加 24 小时血压波动的幅度，如一些短作用的降血压药，在高峰作用时间明显地降低血压值，至下一次服药前，其降血压作用已经明显减弱甚至消失，造成 24 小时血压变异增加。但长效降血压药却能避免这种由于降血压药物造成的血压波动，24 小时平稳降血压，减小血压变异。

血压的变异性即血压的波动。研究证明，血压升高增加心血管并发症的发病率和死亡率，降低血压可以减少这些并发症的发生，特别是脑卒中。所以，专家们强调将升高的血压降低至正常范围内。一般的原发性高血压患者，在无降血压药物影响的情况下，睡眠时收缩压和舒张压均下降 10% 以上。这样夜间睡眠中血压可自动降至正常或接近正常，如果不合理用药易出现低血压而导致脑血栓形成或冠状动脉供血不足。所以，应根据血压变化的生理节奏及降血压药物在体内的高峰时间而合理用药。用 24 小时血压波动来观察并了解抗高血压治疗效果较随测血压更有意义。许多研究者认为，只有当高峰时血压也降至正常水平才能更好地预防心脑血管并发症的发生。一些轻、中度高血压患者接受治疗后，就诊时随测血压正常，不一定表明高峰时血压也正常，所以临床上常见到一些长期接受治疗的高血压患者也出现严重并发症。只有在血压高峰时的血压水平也降到正常，血压低谷时不出现低血压，才会更有效地预防并发症的发生。24 小时动态血压

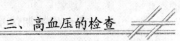

监测是评估血压变异性较好的检查方法,根据动态血压检查结果在患者血压高峰出现前给药,可达到有效的降血压作用,又可避免将血压降得太低。由于血压的波动性,临床上医师或患者均不可根据单次测血压的高低来作为降血压疗效的指标。

偶测血压是指在没有任何准备的情况下,在1天之内的任何时间所测得的血压值,它提供的只是瞬间血压。由于血压有生理性波动且各种情况下(如运动、工作、在诊所、在家里)血压都可以波动,因此偶测血压并不能代表血压的真实水平。美国曾经对1万多居民进行高血压普查,根据初次偶测血压的普查结果,有20%的人被检出有高血压,然而随访并多次重复测定血压后,高血压人数竟减少了一半以上,占居民数的9%,可见单次偶测血压评定受测者血压状态的价值是有限的。24小时动态血压是能够连续测定24小时的血压,它包括测量在日常生活、睡眠及不同体位情况下的血压,较真实地反映了血压实际的水平,血压波动情况及血压的昼夜节律变化,并可排除患者因为到医院或看见穿白大褂的医生而受警觉反应所引起的白大衣高血压。目前多应用无创性全自动动态血压监测仪行24小时血压监测。

24小时动态血压检查有其广阔前景,它的意义在于:①去除偶测血压的偶然性,避免了情绪、运动、进食、吸烟等因素影响血压,较为客观真实地反映血压情况。②动态血压能获知更多的瞬间数据,较客观的反映一天内的血压波动及昼夜变化规律。③可判断高血压的程度,对早期无症状的轻度高血压或临界高血压,提高了检出率可得到及时治疗。④可对治疗中的高血压进行判断,了解药物的治疗效果,以指导降血压药物的应用,可帮助选择药物,调整剂量及给药时间。⑤判断高血压患者有无靶器官的损害,24小时动态血压监测可了解血压波动情况及血压的昼夜节律变化。大量研究表明,血压正常者和大多数原发性高血压患者都有明确的昼夜节律,表现为血压值在日间达高峰,午夜后降至最低点,晨起血压又上升,这种血压昼夜节律对适应机体的活动,保护心脑血管正常的结构与功能起着重要的作用。而重度高血压及有明显靶器官损害的患者,这种昼夜节律减弱甚至消失。而对于血压波动大的患者也易发生靶器官损害和心肌肥厚,因此24小时动态血压监测对判断预后也提供了一定的价值。⑥对研究正常和异常的心血管调节功能,新抗高血压药物或合并治疗的降血压时程及稳定性等提供有用的手段。

(二)实验室检验

1.血常规和尿常规

(1)血常规:进行血常规检查时,如果查出细胞数和血红蛋白水平明显增高,则需要怀疑是患上了真性红细胞增多症;并且也可以导致血压的改变。如果患者查出了有原因不明的贫血,则应考虑是否出现肾性高血压或肾功能损害。

(2)尿常规和定量检查:高血压患者进行尿常规检查,内容主要有尿比重检查、尿蛋白检查、尿糖检查等。其中,尿比重下降可提示为肾功能下降;尿蛋白或微量尿蛋白的总量变大,可能提示为肾功能减退。另外,尿中红细胞和管型增多,出现血尿或管型尿,则也可能提示肾功能减退。尿常规主要是定性检查,定量检查包括具体量的多少,可反映疾病的严重性。高血压患者在早期肾脏受到影响时,肾功能可无变化,而尿中已出现微量蛋白,且尿蛋白也可反映高血压肾病的严重程度。

2. 生化指标

(1)血糖测定:一方面血糖与动脉硬化有关,另一方面血糖控制不好也会引起血压进一步升高,加重血管病变,加速心、脑、肾等并发症的发生。此外,一些继发性高血压如醛固酮增多症等疾病也可引起血糖增高。高血压患者所服用的某些降血压药,如噻嗪类利尿药及β受体阻滞药等,均会影响血糖的代谢,引起血糖增高,通过对空腹血糖值和饭后2小时血糖值的测定,能够有效测定高血压患者是否合并有糖尿病或糖耐量降低。因此,糖尿病患者在选择这些降血压药物时就应慎重。做血糖和尿糖检查有助于诊断高血压患者是否同时伴有糖尿病,并判断血糖控制情况以便给治疗提供帮助。做血糖和尿糖检查也有助于鉴别原发性高血压与继发性高血压。库欣综合征可引起继发性高血压,它是糖皮质激素长期增高引起的一组综合征,表现为肥胖、高血压、糖耐量降低、多毛及痤疮等,其中70%的患者有不同程度的糖耐量减低,10%～15%的患者有糖尿病。肾上腺肿瘤如嗜铬细胞瘤也可引起继发性高血压,它主要是由于肿瘤自主分泌能使血压升高的物质儿茶酚胺,这些物质可通过受体介导引起肝脏和骨骼肌细胞中糖原的分解,抑制组织对葡萄糖的利用,结果使血糖增高。因此,检测血糖和尿糖有助于协助诊断继发性高血压。

(2)血脂测定:高血压患者往往合并有血脂升高,它们都是动脉硬化的发病基础,因而血脂检测能够有效测定患者是否合并有高脂血症,以便积极防治高血压合并高脂血症。

(3)血肌酐测定:肾功能检查能了解高血压是否对肾脏产生了损害,其中肌酐上升表示肾脏滤过排泄功能减退,选择药物的剂量就应相应减少以避免药物蓄积,引起中毒反应。当检查结果显示肌酐大于每升133微摩时,提示患者处于肾功能不全代偿期;血肌酐介于每升133~221微摩时,提示患者处于氮质血症期(肾功能不全代偿期);血肌酐介于每升221~442微摩,提示患者有肾衰竭,即早期尿毒症;血肌酐大于每升442微摩,则提示患者已处于肾衰竭终末期,即晚期尿毒症。

(4)血电解质检查:血电解质检查包括对血液中的钾、钠、氯、钙等成分的检测,其意义在于测定患者是否出现高血钾、高钙血症等病。一些降血压药物如利尿药可以排钾,引起血钾偏低,造成体内水电解质失衡,而一些继发性高血压如醛固酮增多症等疾病也会引起血钾偏低,低钾会造成四肢无力、心律失常,甚至呼吸麻痹,故应予以重视。

(5)血尿酸检查:在高血压患者的肾功能检查中应包含血尿酸这项指标,高尿酸血症除引起痛风之外,还是心血管疾病的独立危险因子。如果发现患者出现高尿酸血症,则可能提示为肾动脉硬化等情况的发生。尤其是妊娠高血压患者,更要注意对血尿酸的检测。

(6)尿素氮检查:尿素氮检查能够反映患者的肾功能总体水平,检查结果如有异常,则可能提示为出现肾功能减退等情况。但在确定是否有肾功能减退情况时,要排除高热、脱水、感染、消化道出血等因素的干扰。

(7)肝功能检查:因为药物多经肝脏代谢,肝功能检查能评估治疗药物对肝脏的影响。

(8)尿微量蛋白尿检查:微量蛋白是高血压患者的选择性检查项目。此项检查是预测高血压患者是否有小血管损害的主要指标,且能够早期发现高血压合并肾病、肾功能损害等多种疾病。内容包括尿微量人血白蛋白、尿免疫球蛋白、N-乙酸-β-氧基葡萄糖苷酶、维生素 A 结合蛋白可提示肾小管功能异常等。

(9)血浆肾素活性检查:血浆肾素活性是高血压患者的选择性检查项目。血浆肾素活性包括低、正常、高 3 种情况。其中,伴随肾血管性高血压、嗜铬细胞瘤、肾素细胞瘤、急性高血压的患者,可见血浆肾素活性增高。而伴随原发性醛固酮增多症、盐皮质激素过多症等患者,可见血浆肾素活性降低。

(10)血、尿醛固酮检查:血、尿醛固酮是高血压患者的选择性检查项目。血尿醛固酮检查,对于继发性高血压的诊断有一定帮助。血液或尿液中醛固酮增多,可见于继发性高血压;醛固酮减少,则可见于肾上腺皮质功能减退症、醛固酮合成障碍、肾实质性病变等。

(11)儿茶酚胺检查:儿茶酚胺是高血压患者的选择性检查项目。儿茶酚胺的测定对高血压的诊断有参考意义,主要包括肾上腺素、去甲肾上腺素、多巴胺。但是,可乐定、利舍平、水杨酸、维生素 B_2、氯丙嗪、四环素类药物等,均会对儿茶酚胺的检测结果造成不利的影响。

3. 血液流变学检查

血液流变学包括全血比黏度,全血还原黏度,血浆黏度,红细胞电泳时间,血小板电泳时间,纤维蛋白原测定,血沉及红细胞变形能力等10多项指标。主要是反映由于血液成分变化而带来的血液流动性、凝滞性和血液黏度的变化。在正常情况下,血液在外力(血压)的作用下,在血管内流动,并随着血管性状(血管壁情况和血管形状等)及血液成分(黏度)的变化而变化,维持正常的血液循环。当血液黏度变大时,血液流动性就变差,也就最容易发生脑血栓性疾病。反之,黏度较小,流动性较好。

研究表明,高血压患者血压的增高不仅与心输出量和血管阻力有关,而且还与血液黏度有关,三者的综合效应决定血压的幅度。高血压患者往往伴有微血管病变,血液流动缓慢,血液黏滞度增加,红细胞变形能力减弱,容易引起红细胞聚集,如合并有血脂升高、血糖升高更会引起全血黏度、血浆黏度增加,红细胞变形能力降低和血小板聚集率增高。而黏度增加,红细胞变形能力减弱,血小板聚集率增高又是发生脑卒中、心肌梗死的危险因素。

我国老年高血压患者合并心肌梗死及脑卒中的并发症相当多见。脑卒中死亡率占老年人口死亡的90.5%。据报道,高血压患者存在血液凝固性增高和易形成血栓的倾向,尤其是老年患者在发生心肌梗死和脑卒中等疾病之前,多显示血液黏度升高。对于这种血液高凝状态,医生常常会给予阿司匹林和其他活血化瘀药物治疗,而阿司匹林应用不当又会造成出血。因此,测定血小板聚集率给药物的应用和监测带来方便。故高血压患者做血液流变学检查是有必要的。

4.眼底检查

眼底症状是高血压的主要症状表现之一,因而定期进行必要的眼底检查对于高血压的早期发现、诊断、病情的控制及并发症的早期发现都有非常积极的意义。眼底检查主要指通过检眼镜来检查患者眼底小动脉血管是否出现病理改变的一种检查手段。同时,眼底检查还能够测知患者的全身血管病变情况,对于病情的判断有着重要的意义。

功能性眼底视网膜病变,可反映高血压患者的病情进展,这种情况属于可逆性变化,在有效降血压后病变可改善或消失。以视网膜出血、渗出为主要征象的视网膜病变是小动脉管壁纤维样坏死的表现,同时也反映全身血管的状态和高血压病情进展情况。

器质性硬化性病变,可见血管变直、血管变细、管腔变窄等视网膜小动脉痉挛,以及出血、渗出、视盘水肿等局部循环障碍。器质性硬化性改变属于不可逆性病变,难以改善或根除。如眼底表现以视网膜动脉硬化为主者即提示心血管和脑血管意外的发生;眼底表现以视网膜或视神经病变为主者,即可提示恶性高血压进入尿毒症的危急期。

高血压患者常见有眼底小动脉血管硬化、变细及反光现象,严重时还会出现神经水肿。正常状态下,眼底动脉血管应表现为色泽红润,呈自然弯曲状,较静脉血管略细一些,且直径大约为静脉血管的 2/3。高血压患者进行眼底检查后的不同结果，所显示的高血压的轻、重程度亦有不同。

如果眼底检查发现患者出现轻微的视网膜小动脉反光现象，则提示患者已经发生了动脉血管硬化，且已经出现了轻度的高血压。如果患者的眼底检查显示视网膜小动脉纤细，小动脉之间粗细不均，同时伴有较强的反光现象，动脉血管和静脉血管交叉处有明显的动脉压迫静脉痕迹，则提示为患者的动脉血管硬化程度已经加深，且高血压症状已经比较明显了。如果眼底检查发现患者的视网膜小动脉细而僵硬，甚至如铜丝一般，且同时伴有液体渗出或有出血点，则提示患者体内的动脉血管严重硬化，高血压的病情出现了进一步的加重。

血压越高，眼底改变越显著，心、肾、脑的并发症也越多。眼底改变与高血压的病程有一定关系。一般来说，高血压的病程越长，眼底改变越明显。然而临床也有血压不高或无症状者，无意中检查眼底有上述改变。这可能是由于患者已有多年高血压尚未发觉，或是由于高血压的晚期有心力衰竭，血压常常不高。因此，眼底检查对高血压预后的估计和治疗效果的判断提供了重要的信息，有着重要的意义。

（三）影像学检查

1. 胸部 X 线检查

胸部 X 线检查是利用 X 线具有穿透性、荧光性和摄影效应的特性,使人体在荧屏上形成影像。由于人体组织有密度和厚度的差别,当 X 线穿透人体不同组织时,X 线被吸收的程度不同,所以到达荧屏上的 X 线量就有差异,形成黑白对比不同的影像,为医生的诊断提供依据。高血压患者做胸部 X 线检查是为了检测心脏是否有肥厚和扩大。由于它简便易行,费用低廉,并能提供许多有诊断价值的信息,所以被广泛应用。

高血压早期由于血压增高,心脏负担加重,出现心肌肥厚,但这时心脏并没有扩大,胸片上可表现为左心室的边缘饱满,心尖部位向左下移位,主动脉弓部位可以突出,也可无异常发现。若病变继续发展,左心室功能失去代偿时出现左心功能不全或衰竭的表现,此时胸片表现为左心室明显增大,左心房也有扩大,肺静脉压增大,出现肺瘀血,肺门阴影增大且模糊,肺纹理增多加重,肺野透亮度下降,严重者出现肺水肿。随着右心代偿功能减退,出现全心衰竭,此时整个心脏明显增大,虽然仍以左侧增大为主,但也有明显向右增大,并出现胸腔积液,严重时合并心包积液。

高血压患者在较短时期内出现心腔显著增大,还应考虑是否合并冠状动脉粥样硬化。冠状动脉粥样硬化后管腔狭窄,血流量减少,使心脏更易发生代偿功能不全,导致心腔扩大和心力衰竭。因此,我们常把胸片检查作为高血压患者常规检查。

2. 心电图检查

高血压是一种与心脏病变有密切联系的疾病,采用心电图作为常规检查方法，对于高血压患者的治疗和心脏病并发症的早期发现有重要意义。心电图检查可用于测定患者的心脏是否存在心肌肥厚、心肌缺血、心律失常等病变。长期血压偏高患者可见心肌代偿性肥厚、左心室肥厚、心肌劳损等；合并冠状动脉硬化患者可见明显的心肌缺血。

心电图能够反映心脏活动的具体情况，从而判断心脏是否健康。心脏是易受高血压累及的器官之一，长期高血压会引起外周循环阻力增加，心脏负担加重，久而久之会造成心肌肥厚、心腔扩大，结构发生改变的心脏还可以引起各种心律失常。若合并有动脉硬化，还可以引起心肌缺血、传导阻滞等表现，而上述改变均可以在心电图上有所反映。因此，心电图检查能够提供第一手资料，使医生了解患者的病情，及时治疗并控制异常的心律，改善心脏功能，缓解并发症的发展。

心电图检查不仅能够测知心脏是否出现病变、心肌是否出现肥厚或缺血、心律是否正常等具体情况，同时还有助于医生对患者发生病变的性质、程度等作出判断。具体说来，如果人体心脏功能正常、心肌收缩规律、脉搏跳动均匀，那么在检查时心电图的波动也会呈现规律性变化。反之，如果心脏已发生病变，心肌收缩不规律、脉搏跳动时快时慢，那么心电图所呈现的波动也是不规则的。例如，当心肌缺血时，心电图的 T 波会高耸或低平；当心肌内膜受损后，心电图的 ST 段会明显下移；当心脏出现期前收缩后，心电图会提前出现异常波形。因此，心电图是检测心脏是否健康、高血压患者是否并发心脏病变的有力诊断方法。

在原发性高血压中，心电图是否正常对 5 年内死亡率有所影响，尤其在伴有 T 波改变时更是如此。高血压患者如心电图呈明确的左心室肥厚征象(高 R 波、ST 段下移、T 波低平或倒置,左胸前导联内转折时间延迟),即使与同水平血压的患者相比,其死亡率明显升高,而且有以上心电图改变者其患冠心病的危险性提高 3 倍。但是,心电图对左室肥厚的诊断是有一定局限性的,它毕竟只是心肌电活动的反映,受许多心内外因素的影响。

评价高血压对心脏的损害还需结合其他手段,如超声心动图检查、同位素心肌显像检查等。

3.超声心动图检查

超声心动图是利用超声波来检查心脏的一种方法,能够直接测知心脏的大小、形状、结构和活动情况等。超声心动图是高血压患者的选择性检查项目,能够测出早期左心室肥厚,且有助于判断病情的发展和临床应用降血压药的疗效。原发性高血压患者,可见左心室壁厚度增大、心肌重量指数增高,随着病情的发展,还可见心室间隔肥厚等。

进行超声心动图检查时,屏幕上会形成由反射波形成的三维立体图形,这些图形则能够直观、精确而全面地反映心脏的具体情况。正因为当心脏出现病变时心动图能够有效测知,因而对于高血压合并心脏病变的诊断有很大帮助。

绝大多数高血压患者存在心肌肥厚、心肌重量增加。超声心动图检查能了解心脏的形态,包括心脏的大小、心室壁的厚度,估计高血压对心脏损害的程度,并能排除其他一些疾病引起的心肌肥厚,如肥厚性心肌病。在高血压时,心肌重量的增加往往随着收缩压的增高而增加,因此可以根据超声心动图测得的舒张末期室间隔厚度、左心室内径、左心室后壁值来计算心肌重量和心肌重量指数,从而准确反映高血压心肌肥厚的变化。超声心动图检查还能了解心脏各瓣膜的情况,了解有无瓣膜狭窄和关闭不全,排除瓣膜性疾病如二尖瓣狭窄。

　　超声心动图检查的另一个优点是能间接反映心脏的功能,高血压患者往往在早期即出现舒张功能减退,以后渐渐影响收缩功能。有报道临界高血压患者在左心室功能正常的情况下,左心房的收缩力有增强。当合并有动脉硬化、心肌缺血或梗死时,局部都会出现收缩异常。这些变化都可以经超声心动图检查发现。所以,高血压患者非常有必要行超声心动图检查。

四、高血压的预防

（一）高血压的早期预防

1.高血压是可以预防的

数十年来国内外的许多经验证明,高血压是能够预防的。科学研究证实,健康的生活方式可使高血压的发病率减少55%;早期防治高血压可使高血压的并发症减少50%。因此,采用健康的生活方式和对高血压的正确早期治疗,约3/4的高血压及其引发的慢性病可以预防和控制。

高血压的预防可以分为三级,即一级预防、二级预防、三级预防。一级预防是指对已有高血压危险因素存在,如肥胖、父母有高血压等,但尚未发生高血压的个体或人群的预防。二级预防是指对已发生高血压的患者采取措施,防止高血压进一步发展及早期并发症的发生。三级预防是指高血压已出现严重并发症,给予及时合理的处理,控制病情发展及康复治疗。

高血压人群防治的目标一是要降低高血压患病率,更重要的是使更多的人血压保持在正常或稍低水平,使整个人群的血压水平降低,从而减少脑卒中发病,减少或延缓冠心病的发生。

2.预防高血压的路径

高血压的一级预防(病因预防)是指对民众宣传科学的生活方式,并远离不良生活方式。显然,一级预防是主动性措施,而要做到早预防、早发现高血压,关键在于人人要有预防保健的常识,人人能够自我保健。著名的维多利亚宣言中的四大基石:"合理膳食、适量运动、戒烟限酒、心理平衡"(也即健康的生活方式),是通过实践证明行之有效的好方法。有研究表明,健康的生活方式可使高血压的发病率减少55％,可见其降低高血压发病率的作用是显而易见的。北京安贞医院洪昭光教授参照国外经验,结合我国特色,将健康四大基石归纳如下:

(1)合理膳食

1)两句话,即一、二、三、四、五,红、黄、绿、白、黑。

"一"指每日饮一袋牛奶,内含 250 毫克钙,可有效改善我国人民膳食钙摄入量普遍低的现象。

"二"指每日摄入糖类 250～350 克,即相当于主食300～400克,可根据身体情况而增减。

"三"指每日进食 3 份高蛋白食品,每份指:瘦肉 50 克,或大鸡蛋 1 个,或豆腐 100 克,或鸡鸭 100 克,或鱼虾 100 克。

"四"指四句话,即有粗有细(粗细粮搭配);不甜不咸;三四五顿(指在总量控制下,少量多餐,有利防治糖尿病、高血脂);七八分饱。

"五"指每日摄取 500 克蔬菜及水果,对预防高血压及肿瘤至关重要。

"红"指每日可饮红葡萄酒 50~100 毫升有助于升高高密度脂蛋白,活血化瘀,预防动脉硬化。每日进食 1~2 个西红柿可使男性前列腺癌减少 45%。

"黄"指黄色蔬菜,如胡萝卜、红薯、南瓜等,对儿童及成年人均能提高免疫力,减少感染及肿瘤发病机会。

"绿"指绿茶及深绿色蔬菜。据中国预防医科院研究,绿茶有明目、防感染、防肿瘤作用。

"白"指燕麦粉及燕麦片。据北京心肺研究中心证实,成年人每日食燕麦 50 克,可使血胆固醇及三酰甘油明显下降,对糖尿病患者效果更明显。

"黑"指黑木耳。每日 5~10 克能显著降低血黏度与血胆固醇,有助于预防血栓形成。

2)膳食宜清淡。适当减少钠盐的摄入有助于降低血压,减少体内的钠水潴留。每日食盐的摄入量应在 5 克以下,在注意减少钠盐摄入的同时,应注意食物中的含钠量。

3)多吃含钾、钙丰富而含钠低的食品,如土豆、芋头、茄子、海带、莴笋、冬瓜、西瓜等。因钾盐能促使胆固醇的排泄,增加血管弹性,有利尿作用,有利于改善心肌收缩能力。含钙丰富的食品如牛奶、酸奶、芝麻酱、虾皮、绿色蔬菜等,对心血管有保护作用。选用含镁丰富的食品,如绿叶蔬菜、小米、荞麦面、豆类及豆制品,镁盐通过舒张血管达到降血压作用。

4)适量摄入蛋白质。高血压患者每日蛋白质的摄入量为每千克体重 1 克为宜,如 60 千克体重的人每日应吃 60 克蛋白质。其中,植物蛋白应占 50%,最好用大豆蛋白,大豆蛋白虽无降血压作用,但能防止脑卒中的发生。每周还应吃2～3次鱼类蛋白质,可改善血管弹性和通透性,增加尿、钠排出,从而降低血压。平时还应多注意吃含酪氨酸丰富的食物,如去脂奶、酸奶、豆腐、海鱼等。高血压合并肾功能不全时,应限制蛋白质的摄入。

5)限制脂肪的摄入。膳食中应限制动物脂肪的摄入,烹调时多用植物油,胆固醇限制在每日300毫克以下。可多吃一些鱼,海鱼含有不饱和脂肪酸,能使胆固醇氧化,从而降低血浆胆固醇;可延长血小板的凝聚,抑制血栓形成,预防脑卒中;还含有较多的亚油酸,对增加微血管的弹性,预防血管破裂,防止高血压并发症有一定作用。

6)控制热能的摄入。提倡吃复合糖类,如淀粉、标准面粉、玉米、小米、燕麦等植物纤维较多的食物,促进肠道蠕动,有利于胆固醇的排泄;少进食葡萄糖、果糖及蔗糖,这类糖属于单糖,易引起血脂升高。

7)多吃绿色蔬菜和新鲜水果。这有利于心肌代谢,改善心肌功能和血液循环,促使胆固醇的排泄,防止高血压的发展。少吃肉汤类,因为肉汤中含氮浸出物增加,能够促进体内尿酸增多,加重心、肝、肾的负担。

8)忌食用兴奋神经系统的食物。如酒、浓茶、咖啡等,吸烟者应戒烟。

(2)适量运动:通常掌握"三、五、七"的运动是很安全的。"三"指每天步行约3 000米,时间在30分钟以上。"五"指每周要运动5次以上,只有规律性运动才能有效果。"七"指运动后心率加年龄约为170,这样的运动量属中等程度。比如50岁的人,运动后心率达到120次/分;60岁的人,运动后心率达到 110 次/分,这样能保持有氧代谢。若身体素质好,有运动基础,则可到 190 次/分左右;身体差的,年龄加心率到 150 次/分左右即可,不然会产生无氧代谢,导致不良影响或意外。

(3)戒烟限酒:烟的危害已举世公认,越早戒越好。酒是一把双刃剑,少量是健康之友,多量则是罪魁祸首。以每日酒精量不超过 15 毫升为限。世界卫生组织的口号是:酒,越少越好。

(4)心理平衡:健康四大基石中这一点最重要又最难做到。需要做到 3 个快乐:一心助人为乐、事事知足常乐、常常自得其乐。这需要 3 个正确:正确对待自己,正确对待他人,正确对待社会。只要做到心理平衡,就是掌握了健康的钥匙。

心血管保健除上述 4 项内容外,还要注意"三个半分钟"和"三个半小时"。由于动态心电图监测发现,夜间突然起床时常伴有一过性心肌缺血和心律失常,并与心脏意外密切相关,因此提出"三个半分钟",即夜间醒来静卧半分钟,再坐起半分钟,再双下肢下垂床沿半分钟,然后下地活动,就无心肌缺血危险。"三个半小时",指每天上午步行半小时,晚餐后步行半小时,中午午睡半小时。有研究表明,人体 24 小时血压呈双峰一谷,中午午睡能使波谷更深更宽,有助于缓解心脏及血管压力。临床研究指出,有午睡 30 分钟以上习惯者,其冠心病死亡率降低 30%。

高血压的预防是一项复杂的系统工程,各种因素间有交互作用和影响,应根据个人具体情况灵活掌握,综合应用才能取得良好效果。

3.高血压的二、三级预防

（1）高血压的二级预防：二级预防是指对已患高血压的个体和群体采取措施防止疾病复发或加重。显然，二级预防是在发病后进行防治，故属于被动性措施。总而言之，二级预防就是及时和正确地治疗高血压。高血压的二级预防就是对动脉硬化、脑卒中、冠心病等的一级治疗。因此，如能遵循"均衡膳食，适当运动，心胸开朗，戒烟限酒，生活规律，平稳降血压"的24字口诀，一定对防治高血压有帮助。

对有高血压者要做到早治。早期高血压患者，即使轻度高血压也要在改变生活方式基础上，给予降血压药治疗，这样效果将是最好的。早期治疗的关键之一是及早发现，应注意定期体检，测量自己的血压变化。而且治疗高血压要持之以恒，血压降至正常后仍应坚持用药，因为降血压药不会进一步降低正常血压，但要防止血压的回升。只有把血压控制在理想的水平，并长期维持稳定，才能达到减少和延缓其并发症发生的危险性。高血压是一个多脏器问题，因此控制其他因素如血糖和血脂也须同时考虑。我国过去10年生活方式和饮食习惯的变化，以及糖尿病患病率的增加，也对心脑血管病的死亡率造成了一定的影响。所以，高血压伴有血糖、血脂异常者应严格控制，这也是至关重要的措施。

（2）高血压的三级预防：三级预防是指对重症的挽救，以预防其并发症的发生和患者的死亡，其中包括康复治疗。主要是指药物治疗。药物治疗对减少心脑血管病的病死率、致残率肯定有效，对防止脑卒中、冠心病、心力衰竭、尿毒症等都有明显的效果。

4.妇女预防高血压的特殊性

(1)妇女与男性相比有不同的生理特征,所以也常发生一些特有病症。例如,妊娠高血压综合征(简称妊高征),多发生于妊娠24周与产后2周,主要临床表现为高血压、水肿、蛋白尿,严重时会出现抽搐、昏迷而威胁母子生命,所以要注意预防。预防妊高征的发生关键在于做好孕期保健工作,即了解血压水平(妊娠前和早孕时血压水平)。每次产前检查除测量血压外,还应测量体重,检查尿中是否有蛋白,对有妊高征家族史,既往有慢性持续性高血压、肾脏病、糖尿病,以及多胎妊娠、羊水过多的孕妇更应注意。有研究发现,在妊娠中期和末期每天口服阿司匹林50~150毫克,可使妊高征的危险性减少65%,提示阿司匹林可减少妊娠高血压的发生。

(2)口服避孕药的妇女在我国的比例较大,重点应对易感人群进行血压监测,及时发现血压升高,及时终止服药,改用其他避孕措施,就能防止高血压的发生。预防的办法是首先询问病史,发现有上述危险因素者应停服避孕药,改用其他避孕措施。其次进行体格检查,服药前必须进行血压、体重、乳房及肝肾和妇科检查,作为服药前的对照水平,如发现不能口服避孕药者则不用,并应注意定期测量血压。一般第一年每3个月检查血压1次,以后每半年检查1次。

（二）高血压的前期对策

1. 高血压前期的表现

高血压前期作为高血压发展病程中的早期阶段受到了越来越多的关注。美国国家高血压预防、检测、评价和治疗委员会第七次报告修订血压分类时，首次将"高血压前期"的概念列入正式的防治指南中，将血压 120～139/80～89 毫米汞柱定义为"高血压前期"；我国 2005 年新公布的高血压防治指南中称这部分血压为"正常高值"；2007 年欧洲高血压指南修订中也同样高度重视和强调了早期干预和早期预防高血压的重要意义。近年来，国内外流行病学研究进一步证实，高血压前期在人群中是个极大的隐患群体，占人群比率高达 13.3%～61.5%，与理想血压人群相比，发展为临床高血压的概率及发生心、脑、肾及血管事件均显著增高。

当高血压在发作的时候，患者会感觉到不断的眩晕，也就是阵发性眩晕，这是高血压的早期症状。中医学把高血压归属于"眩晕"，形象地概括了高血压发作时以头晕、眼花为主的表现。主要是长期血压升高导致血管弹性变差，管壁变硬，加之动脉粥样硬化，若合并高血脂，血黏度增高，均会影响血流通畅。长此以往，人体始终得不到足够的血氧供应，就可诱发眩晕。

高血压会导致血管扩张，引起枕后头胀痛。高血压的机械作用使血管异常扩张,刺激动脉壁的痛觉感受器,引起头痛、肢体麻木。中医学认为,肢体麻木多因气血亏虚或肝风内动或痰湿瘀血阻络所致。高血压患者因血管舒缩功能紊乱或动脉硬化等原因,会引起肢体局部供血不足,特别是长期高血压得不到良好控制就容易损伤脑血管,激发脑血管意外,出现肢体麻木。

胸闷不舒畅也是高血压的早期症状。这是由于患者的心脏受高血压的影响发生了功能变化。如果长期受血压升高的影响,总有一天会疲惫不堪,致使左心室扩张或心肌肥厚,进而发生心肌缺血和心律失常。如此恶性循环,会出现胸闷心悸、呼吸困难等严重情况。

2. 高血压前期的治疗

研究显示,高血压前期对心血管等事件危险因素提升的机制可能与临床高血压类似,与遗传、环境、体重过重、高脂血症、摄入过多钠盐、饮酒过度、吸烟、精神压力及运动量不足等生活习惯多种因素有关。早期合理干预能够显著降低临床高血压的发生并可减少心血管事件,降低脑血管事件,提供肾脏保护,延缓或减轻肾功能恶化(防止或延缓蛋白尿、终末期肾病、慢性肾功能不全)。高血压前期不再是单纯血压数值的升高,而是血压升高到临床高血压水平之前,机体已经出现血管结构改变、代谢异常等引起心、脑、肾血管疾病的危险因素。

由于高血压前期患者不能使用常规降血压药物,因此目前缺乏有效的药物干预手段。高血压前期的治疗应注重非药物治疗,限制食盐的摄入非常重要,高血压前期患者每天钠的

73

摄入应在 6 克以下,在我国南方一般接近 8~10 克,北方则高达 15 克,这对高血压前期的治疗是非常不利的。另外,患者应该注意控制体重,要做适当的运动,不要吸烟,多吃些蔬菜水果等,要在生活方式上作出改变,这些也是非药物治疗的重要方面。

美国科学家发现,高血压前期患者服用降血压药能降低脑卒中的风险。研究人员回顾了过去 16 项高血压前期患者使用降血压药和安慰剂的研究,参与志愿者总计超过 7 万名,分析结果表明:服用降血压药的高血压前期患者和没有使用降血压药的患者相比,脑卒中概率下降了 22%。美国科学家认为,如果改变生活方式不能使高血压前期患者的血压恢复正常,药物可以有助降低血压、预防脑卒中的发作。同时有高胆固醇血症、吸烟等脑卒中危险因素的高血压前期患者,降血压药预防脑卒中的作用更明显,尤其在生活方式改善仍然未能使血压恢复正常时。

3.预防心脑血管疾病

(1)预防冠心病:有研究表明,导致中国人患冠心病的第一危险因素是高血压,其次才是吸烟和血清胆固醇增高。高血压性心脏病发生和发展的最重要因素是长期持续的高血压状态,因此在预防高血压心脏病时,对高血压的治疗是至关重要的一环。尤其是在高血压性心脏病未发生前,就应选用合适的降血压药和其他非药物治疗措施。使血压控制在较适宜水平,避免增加心脏负担的因素,以防发生心力衰竭;对于继发性高血压,要针对引起血压升高的原发病进行治疗。

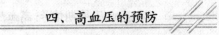

同时采取降血压措施,使血压控制在正常范围内,防止和延缓心脏病发生,这是预防高血压心脏病很重要的一个环节。对于已发生高血压性心脏病,而心脏功能处于代偿期,这时要做的主要是预防高血压心脏病的恶化,要避免能增加心脏负担的因素,如体力劳动、高盐饮食、上呼吸道感染、烟酒及精神刺激等;对于高血压心脏病处于失代偿期,已发生左心衰竭者要积极治疗心力衰竭,减轻心脏前后负荷,予以扩血管、利尿、强心药物治疗。心力衰竭纠正后,血压要保持在可控制的范围内。若患者呈现心肌收缩力低下或反复发生心力衰竭者,可用地高辛维持量口服治疗,同时治疗各种并发症,如高脂血症、糖尿病、冠心病,防止心力衰竭复发。总之,维持血压稳定是预防高血压患者并发冠心病的重中之重。

(2)预防脑血管疾病:脑血管疾病作为高血压的一个严重并发症,其致死率、致残率都很高。此外,脑血管疾病的复发可发生在脑血管疾病治疗的每一阶段,包括急性期、恢复期及后遗症期,而且复发的部位、形式可与前一次相同或不同,可能一次表现为缺血,而复发后为出血;一次位于左侧大脑半球,而复发后在左侧或右侧大脑半球。但不管复发以何种形式出现,患者的临床表现都为逐渐加重的趋势,而且预后也是每况愈下。因此,预防脑血管疾病复发成为十分重要的问题。引起高血压患者脑血管疾病复发的主要原因与血压的急剧波动和持续增高有关。据国外对一组脑血管疾病患者恢复后的4年随访发现,血压控制的好坏明显影响着疾病的复发率,其中控制良好组为55%。因此,一次脑血管疾病治愈后不能放松复发预防,因为虽然这次临床治愈,但是其发病的最根本原因——动脉硬化、血管畸形并没有消除,依然是潜在的危险因素。

1)掌握防治脑血管疾病的知识:患者及其家属应掌握防治脑血管疾病的知识,对疾病的预防予以重视。应使患者保持良好的精神状态,坚持康复治疗,树立恢复健康的信心,同时做到不嗜酒、饮食合理、作息规律。

2)排除一切危险因素:预防脑出血,不仅要控制血压,还要尽量消除其他危险因素,如脑动脉硬化、慢性支气管炎、肺气肿、慢性肺心病、糖尿病、冠心病、高血脂等。若患有上述疾病应接受有关专科的治疗监测,同时要列为脑卒中防治的重点干预对象。

3)进行规范的抗高血压治疗:对已确诊为高血压的患者,必须进行规范的抗高血压治疗。首先控制钠盐摄入,增加镁、钾、钙的摄入,控制体重,合理作息,开展医疗运动。其次是药物治疗,选用药物应注意对糖、脂肪代谢的影响。治疗期间应定期复查,巩固疗效。应避免不规范治疗,因其可使血压剧烈波动。对临界高血压者,即收缩压在 140~149 毫米汞柱和(或)舒张压在 90~94 毫米汞柱者,参照年龄、有无高血压直系亲属家族史、高血压过去史,其他危险因素等情况,加强随访,定期复查,再决定治疗方案。

4)监测血脂:已经明确,血脂与脑卒中的发生有直接关系,尤其低密度脂蛋白、极低密度脂蛋白都是诱发因素,而高密度脂蛋白可以预防动脉粥样硬化的发生,对脑卒中的预防有益。对高脂血症者应控制饮食总量,调整饮食结构,选用低脂饮食,尽量限制肥肉、蛋黄及动物油之类含脂肪较高的食物的摄取量。加强体育锻炼,必要时可服用降脂药物。

5)养成良好的生活习惯:在生活习惯上要戒酒、戒烟,忌偏咸、偏油腻饮食,多吃蔬菜水果。适当参加体力活动,加强个人修养,遇事不怒,注意克服诱发脑出血的不良习惯,如脾气暴躁、易于冲动、操劳过度、运动剧烈、睡眠过晚等。脑出血常发生于18～20时,在这段时间里更应特别小心。对疾病不恐惧、不背包袱、积极就诊、及时接受治疗。

6)定期进行脑卒中预报性检查:近年来由于脑卒中预报仪在临床上的使用,使脑卒中的发生率大幅度下降。凡45岁以上或高血压患者都应进行预报性检查,以便及时了解心脑血管的情况和体内所存在的脑卒中的危险因素,并根据情况给予必要的处理。约有70%的脑卒中患者病前有先兆,主要有突然剧烈头痛,天旋地转;突然手脚无力,四肢麻木,说话不清;突然神志不清,晕眩;情绪突变,或暴躁,或淡漠;常打哈欠,嗜睡;频频呕吐或呕逆等。有上述症状者应及早就医。

五、生活方式干预

(一)饮食

1.膳食以清淡为原则

高血压患者的饮食原则就是一个字:"淡"。《汉书·扬雄传》中有"大味必淡"之语,明代张宁在《方洲杂言》中说:"平生不经尝五味丰腴之物,清淡安全,所以致寿。"这些论述很有道理。中医有"咸能入肾伤正"之说,与现代医学研究证实的钠盐摄入过多是引起高血压的危险因素不谋而合。

现已证实,钠盐的摄入与血压升高有关。食盐的成分是氯化钠,钠在体内可以引起体液,特别是血容量增加,从而导致血压升高,心脏负担加重。据调查发现,吃盐量大的人群中,患高血压者占 10%。吃中等量盐者高血压发病率占 7%。吃盐量极少者,高血压发病率不到 1%。因此,高血压患者不宜吃盐过多,就是血压正常的人也不宜食用过多的食盐,一般每人日吃盐量以 4~5 克为宜。

减少烹调用盐量,尽量少吃酱菜等盐腌食品。适当地减少钠盐的摄入有助于降低血压,减少体内的钠水潴留。每日食盐的摄入量应在 5 克以下或酱油 10 毫升,可在菜肴烹调好后再放入盐或酱油,以达到调味的目的;也可以先炒好菜,再蘸盐或酱油食用。在注意减少钠盐的同时,应注意食物中的含钠量,如挂面含钠较多;蒸馒头时,避免用碱,应改用酵母发面。可用食盐代用品如无盐酱油等,都有利于高血压患者。

2. 饮食有节,合理膳食

高血压患者要讲一点儿吃的科学,一是总量控制,二是调节即结构调整。高血压患者的膳食应当在平衡、适量基础上做到:稳定粮食、保证蔬菜、调整肉类、补充豆奶、尽量"三少"(少吃盐、脂肪和甜食)。

稳定粮食供给,保持谷类在膳食中占有一定比例,粗细搭配,经常吃些粗粮、杂粮,不要偏食,食物要多样化,伴肥胖、糖尿病的高血压患者,宜适当节制糖类的摄入量,做到平衡和适量。多吃蔬菜、水果对调整脂肪和糖的代谢是有帮助的,建议多吃蔬菜、水果,保证蔬菜供给,每天 400～500 克新鲜蔬菜(其中叶菜占 1/3 以上),100 克水果,多吃些菌藻类食品如木耳、蘑菇、紫菜等。调整肉类,改变以往以猪肉为主的动物类蛋白质摄入结构,适量吃点禽肉,多吃鱼类,每天肉类 50～100克,鱼类 50 克。奶类除含有丰富的优质蛋白质和维生素外,含钙量也很高;且有较高利用率,是天然钙的最好来源,蛋黄中虽含有较高的胆固醇,但也含有大量的卵磷脂,适量食用还是可以的,建议补充豆、奶,每天奶类 250 克,豆类或其制品50～100 克,蛋类每周 3～4 个。

3.坚决做到限酒

饮酒对身体的利弊一直存在争议,但可以肯定的是:大量饮酒肯定有害。多种实验结果表明,血中酒精浓度如果超过0.05%,不仅人体的功能,如思考、判断、视力、注意力会随之降低,而且也会成为高血压的又一个危险因素,大量饮酒者的血压明显高于不饮酒者,如停止饮酒可使血压下降。在饮酒引起的高血压并发症中,尤以脑血管疾病最为常见,其死亡率是不常饮酒者的3倍。长期大量饮酒,尤其是一边吸烟一边饮酒,不仅加重动脉硬化,更可直接导致猝死及急性脑出血。因此,高血压患者应该戒酒,一时难以戒酒者,也要做到适量饮酒,适量饮酒即每日红葡萄酒50～100毫升,白酒25毫升,啤酒300毫升左右。

(二)控制血压

1.血压的自我监测

自我监测采用经国际标准考核的上臂式半自动或全自动电子血压计在家中或其他环境中患者自我测量血压,称为自测血压或家庭测压。自测血压通常稍低于偶测血压,其正常上限参考值为135/85毫米汞柱。自测血压可在接近日常生活的情况下获得多次测量值,从而可提供日常状态下有价值的血压信息,在评估血压水平和指导降血压治疗上已成为偶测血压的重要补充,在诊断单纯性诊所高血压和改善治疗的依从性等方面均极其有益。

(1)自我监测血压的好处:①可以根据自己的感觉,随时监测血压特别是夜间高血压。②可以了解用药后疗效出现时间和降血压维持时间,知道血压是否达标。③可以监测饮食、饮酒、吸烟、运动、情绪等变化对血压的影响,有利于采取防范措施。

(2)自我监测血压的方法:自测血压时最好取平卧稍偏左侧卧位。将血压计打开,放到枕头左侧,以使自己能看到血压计的水银柱波动为宜。捆绑袖带,先将气囊端放在左上臂下边,袖带下缘要距肘线上2厘米处,左上臂压住袖带一端,右手将袖带另一端缠绕固定,听诊器头放在袖带下的肘动脉搏动处。左臂伸展,右手打气,打气时水银柱要求升高达180毫米汞柱以上,若血压很高时水银柱应超过收缩压的10毫米汞柱以上;然后转动气囊螺旋,缓慢放气,双目注视水银柱的波动,耳朵聆听动脉音的出现,当听到第一声动脉音时为收缩压,继续放气直到动脉音消失时的最后一声为舒张压,这时要注意做好记录;自测完毕后,将袖袋中的气体排尽,血压计向左倾斜45°,使里面的水银全部回到水银囊中,关好开关。

(3)自我测量血压的时间:一天中有5个关键的时间点监测血压变化。第一个时间点是清晨刚刚醒来,但未起床前,这个时间点可以反映一天血压的峰值;第二个时间点是上午10点左右,这个时间点可以反映服药后的血压变化;第三个时间点是下午2～3时,这个时间点可以反映血压的反跳,因为很多高血压患者服用药物后,上午时间血压控制还可以,到了下午血压就开始升高,而血压升高的时间多在下午 2~3 时;第四个时间点是晚饭前后,具体时间就是下午 6 点左右,这个时间点可以反映服用降血压药后血压的控制情况;第五个时间点是睡觉前,具体时间是晚上 10~11 时,这个时间点可以大致反映血压在夜间的变化。

(4)自我测量血压的间期及频率:不同阶段的高血压患者,测量血压的频率不同。

1)初始阶段:连续测量 7 天,每天 6~9 时之间测量 1 次,每次 3 遍,取其平均值;18~21 时测量 1 次,每次 3 遍,取其平均值。计算时排除第一天血压值,仅计算后 6 天血压平均值,即记录 12 个读数,取其平均值。

2)治疗阶段:根据第一周自测血压值指导药物治疗;如改变治疗,则自测血压 2 周,用 2 周血压平均值评估疗效。

3)随访阶段:如高血压得到控制,建议每周自测血压 1 次;如血压未控制或血压波动大,则建议增加自测血压频率,每天早晚各测 1 次,或每周自测几次。

4)特殊情况:如要鉴别隐匿性高血压、白大衣高血压(在诊室测量血压时高)、难治性高血压,建议每天自测血压早晚各 1 次,连续测量 2~4 周;要了解 24 小时血压波动变化,可增加自测血压频率,如 6~8 时、12~14 时、16~18 时、20~22 时各测 1 次,连续自测 2~4 周。

5)长期观察:一般每周自测血压一回,早晚各 1 次,每 3 个月重复头一周的自测血压频率,即每日早晚各 1 次,连续测 7 天。血压平稳后,不提倡太过频繁测量血压;如果实在是没有时间测量血压,可以考虑到医院进行 24 小时动态血压测定,这样可以更准确、客观地评估血压波动情况。

(5)自我测量血压的注意事项

1)测血压前至少休息5分钟。

2)袖带与心脏保持同一水平。

3)取靠背椅坐位,测血压时保持安静,不讲话,不活动肢体。

4)每次测血压3遍,取其平均值为本次血压值。

2.医院中的血压监测

(1)诊所偶测血压:诊所偶测血压(简称偶测血压)系由医护人员在标准条件下按统一的规范进行测量,是目前诊断高血压和分级的标准方法。应相隔2分钟重复测量,以2次读数平均值为准,如2次测量的收缩压或舒张压读数相差超过5毫米汞柱,应再次测量,并取3次读数的平均值。

(2)动态血压监测:一般监测的时间为24小时,测压时间间隔为15~30分钟,白天和夜间的测压时间间隔宜相同;如仅作诊断评价亦可仅监测白天血压。动态血压监测提供24小时中白天和夜间各时间段血压的平均值和离散度,可较为客观和敏感地反映患者的实际血压水平,且可了解血压的变异性和昼夜变化节律性,估计靶器官损害与预后,比偶测血压更为准确。动态血压监测的参考标准正常值为:24小时均值低于130/80毫米汞柱,白天低于135/85毫米汞柱,夜间低于125/75毫米汞柱,夜间血压均值一般较白天均值低10%~20%。正常血压波动曲线状如长柄勺,夜间2~3时处于低谷,凌晨迅速上升,上午6~8时和下午4~6时出现两个高峰,尔后缓慢下降。高血压患者的动态血压曲线亦类似,但水平较高,波动幅度较大。

(三)高血压患者的日常起居

1.起居有常

(1)缓慢起床:早晨醒来不要急于起床,先在床上仰卧,活动一下四肢和头颈部,使肢体肌肉和血管平滑肌恢复适当张力,以适应起床时的体位变化,避免引起头晕。然后慢慢坐起,稍活动几次上肢,再下床活动,这样血压不会有大波动。

(2)温水洗漱:过热、过凉的水都会刺激皮肤感受器,引起周围血管的舒缩,进而影响血压。30℃～35℃的温水洗脸漱口最为适宜。

(3)饮水一杯:漱口后饮白开水一杯,既有冲洗胃肠道的作用,又可稀释血液,降低血液黏稠度,通畅血循环,促进代谢,降低血压。

(4)适当晨练:高血压患者不宜做剧烈运动,跑步、登山均不可取,只宜散步、做柔软体操、打太极拳,可增强血管的舒缩能力,缓解全身中小动脉的紧张,有利于降血压。

(5)耐心排便:切忌排便急躁、屏气用力,否则有诱发脑出血的危险。要坐便,这样可持久,蹲位易疲劳。如有习惯性便秘,要多吃蔬菜、水果和纤维素多的食物,可用些缓泻药,克服排便困难。

(6)早餐清淡:一杯牛奶或豆浆,两个鸡蛋或两片面包,或半个馒头,清淡小菜即可;不可过饱,也不可不吃。

(7)切勿挤车:高血压者无论上班、下班或外出,都应尽量避免挤公共汽车,最好步行或骑自行车,把途中的时间留得宽裕从容些。时间卡得太紧,情绪紧张、心理压力大,会促使血压升高。

(8)中午小睡:午饭要丰盛些,有荤有素,但不宜油腻,同样不可过饱。餐后稍活动,应小睡一会儿(0.5~1小时);无条件睡时,可坐在沙发上闭目养神或静坐,这样有利于降血压。

(9)晚餐宜少:晚餐宜吃易消化的食物,除干饭外,应配些汤类,不要怕夜间多尿而不敢饮水或进粥食;进水量不足,可使夜间血液黏稠,促使血栓形成。

(10)娱乐有节:睡前看电视不要超过1~2小时,坐位要适宜舒服,勿太疲劳;不要看内容过于刺激的节目,否则会影响睡眠;下棋、打扑克、打麻将要限制时间,特别要控制情绪,不可过于认真、激动;切记不要赌钱,劣性娱乐反而会使血压升高。

(11)安全洗澡:每周最少洗澡一次,但要特别注意安全,尤其在大浴池中,要防止跌倒,水不要过热,不要浸泡时间过长。

(12)睡前洗脚:按时就寝,上床前用温水洗脚,然后按摩双足及双下肢,促进血液循环。入睡前闭目静坐,这样可回忆一下全天的活动,找出对健康不利的问题,以方便下一日克服。自然入睡,尽量少用或不用安眠药。

2.防止便秘

便秘是人体消化系统功能紊乱的一种表现,长期便秘会引起全身不适,如食欲减退、精神不振、腹部饱胀、睡眠不佳等,影响高血压患者的情绪稳定,不利于高血压患者的病情控制。便秘患者在大便时就要用力屏气,增加腹压,使血压上升,有些高血压患者在用力大便时,常因血压升高发生脑血管破裂出血,导致脑卒中的发生,伴有脑动脉硬化的高血压患者更易发生。

产生便秘的原因很多,如食用了不易消化的食物或缺少水分和纤维素的食物、消化酶的分泌减少、肠蠕动功能降低、生活规律紊乱特别是大便习惯的变化,以及服用一些影响肠道蠕动功能的药物等。

为了防止便秘的发生,高血压患者应保持良好的生活习惯,养成每日大便的习惯,同时要多吃含水分多和纤维素多的食物(包括蔬菜瓜果),多饮水,饭后活动可增强肠道的蠕动功能。如果已发生便秘,千万不要在大便时用力屏气,增加腹压,必要时应使用润肠通便的药物,如中成药黄连上清丸、麻仁丸或缓泻药等;对于由器质性原因引起的便秘主要是对原有疾病进行治疗。

3.家庭护理

高血压主要是由于高级神经中枢调节血压功能紊乱所引起的,以动脉血压升高为主要表现的疾病。成人如舒张压持续在 90 毫米汞柱以上,收缩压在 140 毫米汞柱以上,一般即认为有高血压。患者常感觉头痛、头晕、失眠、心悸、胸闷、烦躁和容易疲乏,严重时可发生心、脑、肾功能障碍,并容易发生脑卒中和心力衰竭。因此,在家庭护理上应注意以下几方面。

（1）合理安排作息时间：生活要有规律，避免过度劳累和精神刺激；应早睡早起，不宜在临睡前活动过多和看刺激性的影视节目；睡眠、工作和休息时间大致各占1/3。

（2）注意保暖：宜用温水洗澡，水温在40℃左右；避免受寒，因为寒冷可以引起毛细血管收缩，易使血压升高。

（3）代盐饮食：饮食要求低盐、低脂肪、低热能、禁忌烟酒。每日食盐量控制在6克以下，如有心力衰竭和水肿者，还应减少食盐量；患者如较肥胖，还要控制脂肪、胆固醇和糖的摄入，以素油素食为好。

（4）适当活动：进行体力活动和体育锻炼，有利于减肥，降低高血脂，防止动脉硬化，使四肢肌肉放松，血管扩张，有利于降低血压。

（5）用药指导：①定期测量血压，根据血压情况决定用药量。冬天血压偏高，应加强药物治疗。②服用降血压作用较强的药物应注意，如服药后出现头晕、面色苍白、心悸等症状，应立即平卧，防止发生直立性低血压和晕倒。③降血压药物要求长期服用，坚持少量有效原则，有助于防治心脑血管并发症，同时应遵医嘱，掌握药物用量，如降血压过度，反而会引起头晕等全身不适；如降血压不足，则达不到治疗目的。

4.少做深呼吸

深呼吸锻炼是比较流行的健身法。然而，近年来科学研究和临床观察都发现，深呼吸会给人体带来诸多危害，特别是高血压和冠心病患者，过度深呼吸会诱发心脑血管收缩，对患者有致命的威胁。

深呼吸使血压大幅增高。人体在呼吸过程中,吸入氧气、排出二氧化碳。但过度的深呼吸会使血液中的二氧化碳大量排出,此时机体即会做出自我调节,指令血管口径缩小。这样,就会引起循环阻力增加,从而导致血压大幅增高。

研究发现,强烈的深呼吸可使血管狭窄 50%～66%,使大脑、心脏、肾脏等重要脏器的血流量减少 75%～80%。因此,虽然深呼吸增加了氧气摄入,血液含氧量也明显增加,但组织器官的供氧量却显著减少;组织缺氧刺激中枢神经,进一步使呼吸加深加快,形成恶性循环。大脑缺氧会引起头晕眼花,反应力下降;肾血流量减少影响排泄功能,使得代谢产物淤积,危害健康;心肌缺血缺氧容易导致冠心病患者的心绞痛发作。

特别是有心绞痛病史的冠心病患者,若强烈地深呼吸 2～5 分钟,常会诱发剧烈的心绞痛发作,甚至发生心肌梗死。对这种诱因的心绞痛,药物治疗无效,必须调整呼吸频率和深度,逐步过渡到正常呼吸才能奏效。

暴怒、大笑也是间接深呼吸。因此,心肌梗死、脑出血和其他血管意外的发生,都直接(如深呼吸锻炼)或间接(如高强度体力劳动、暴怒、大笑等)与强烈的深呼吸有关。

对已发生动脉硬化,尤其是高血压、心血管和脑血管疾病患者,以不进行深呼吸锻炼为宜,以免诱发心脑血管意外。

5.洗澡的学问

对于现代人来说人人都要洗澡,但洗澡对于高血压患者来说既有好处又有坏处,如果能够做到恰如其分,对于高血压患者来说是一种很好的疗法,因为洗澡可以加速代谢,使循环通畅,血管舒张;可以使人心情舒畅,精神放松,而使血压平稳。但洗澡时要注意以下 3 点。

(1)洗澡的水温要适宜,一般在 30℃～40℃ 最合适,因此时水温略比体温高,可以使皮肤和肌肉的血管舒张,血压下降。水温过高对于机体代谢有一定影响,还可诱发心、脑血管疾病,并可造成血压骤然升高;水温过低就会造成皮肤和肌肉血管收缩,同时交感神经兴奋性增强,就会引起血压升高,反而有害于机体。

(2)洗澡时浴室内温度必须保持在 20℃～25℃,这似比水温更重要,在浴池内温度虽然适宜,但浴室内温度低,等到暖和的身体从浴池里出来,又处于较低的温度里,这时体表及肌肉的血管必然急剧收缩,而造成血压升高。温泉浴时要选择水温合适的地方,并注意不要使水温与气温的差数过大;蒸气浴能使人体发汗,还可暂时减轻体重,同时蒸气浴对身体刺激作用大,虽有好处;但对于高血压患者来说还应慎重,必要时沐浴时间不宜过长。

(3)洗澡结束时不能从浴池里突然站起来,尤其身体在浴池浸泡时间长,内脏、肌肉及皮肤血管扩张,一旦直立后,血液由于重力的作用向下半身集中,容易引起脑供血不足,出现眩晕、黑矇或摔倒等,特别是服用降血压药的患者往往表现很重,甚至诱发短暂性脑缺血发作。所以,当从浴池里站起来时应该动作缓慢一些,以免发生不适。

另外,浴池内的水深浅要适宜,水有一定压力,如果整个身体都浸泡在水里,水的压力可使胸廓活动受到阻力,而影响肺的通气功能,所以呼吸也较平时困难。因此,高血压患者洗澡时,浴池水要浅一些,或把身体垫高一些,保持通气顺畅;高血压患者喝酒后不宜洗澡。

6.自我护理

(1)被确诊为高血压的患者,一方面不要被高血压吓倒而产生悲观情绪,另一方面也不要轻视它而听之任之。应了解一定的高血压防治知识,积极与医生配合,在医生的指导下进行合理的、系统化的治疗。

(2)血压的高低与自觉症状不成比例,不能依靠自我感觉增减药物,应定期到医院复诊。没有医生的医嘱不可随意换药、停药或增减剂量。高血压强调个体化治疗,对甲某适合的降血压药对乙某不一定适合。

(3)家庭应备有血压计及听诊器,应在医生及护士指导下掌握正确的血压测量方法及血压计的使用方法。血压计应每半年校准1次,以免测量有误差。

(4)人体的血压是不断波动的,常因情绪激动、体力劳动、寒冷及睡眠不佳等使血压升高,故应尽可能消除这些诱发血压升高的因素,测量血压前也应至少安静休息30分钟方能测出正确的结果。

(5)养成良好的生活习惯,劳逸结合,在药物治疗的同时坚持非药物治疗措施,以增加降血压药的疗效,减少降血压药的剂量和不良反应。

(6)突然头晕头痛、恶心呕吐或眼前发黑时,应立即停止一切活动,就地坐下,防止跌倒或发生意外。在家中时应立即测量血压,平卧头高位,出现高血压急症时应立即舌下含服硝苯地平10毫克,无效时可重复,待血压平稳后尽快送往医院就医。

7. 性生活

高血压患者应尽量减少性生活频率,缩短持续时间,选用合适的体位,控制其强度。不论男性女性,在性兴奋期均有心动过速和血压上升等反应,临床上曾有性生活中引起高血压意外并发症的发生,因此中重度高血压患者应积极治疗控制好血压,以免在性生活兴奋期血压骤然上升而发生意外。

并发有心、脑血管病的患者,如病情较稳定,日常生活能自理,上两层楼时无明显心悸、气短、头晕、乏力、胸闷、胸痛时便可恢复性生活。认为性生活会"大伤元气"而长期压抑自己,偶尔为之又恐惧、紧张,这对疾病的影响远远超过性生活本身的影响,所以患者应消除疑虑,可以过适度和谐的性生活,这对高血压患者提高生存质量来说是有益的。但对于3级高血压及有严重并发症的高血压患者来说,性生活会增加神经系统和心血管系统的负荷,导致心率加快和血压升高,产生不良影响。有报道高血压患者在性生活过程中发生猝死的现象。

高血压患者过性生活应注意如下事项:①无并发症的高血压患者,血压得到满意的控制,可以过正常的性生活。②有严重心、脑血管疾病的高血压患者应节制性生活,以免引起脑卒中或心血管意外。③疲劳、饮酒、饱食之后的高血压患者应忌过性生活。④如发现在过性生活时出现心悸、胸闷、呼吸急促,应立即停止,并安静休息。⑤如发现在过性生活时出现心绞痛,应立即停止,并立即舌下含服硝酸甘油类药物。⑥如在服用降血压药过程中出现阳痿、性欲减退等现象,应到医院找医生指导更换降血压药。

8.生活禁忌

(1)忌血压骤降:高血压患者血压升高已达数年,大多数患者已有不同程度的靶器官损害,如血压下降过快过低,将可能导致主要脏器供血不足,如出现脑血管意外及冠状动脉供血不足。

(2)忌大便秘结:大便时憋气用力,可使腹内压升高,交感神经兴奋,引起血压急剧升高,而在松弛时血压又迅速下降,特别是蹲位大便时,更容易出现这种大幅度变化,以致大便时引发脑出血及急性心肌梗死。因此,老年高血压患者一定要保持大便通畅。

(3)忌暴饮暴食:老年人消化功能减退,暴饮暴食易引起消化不良,发生消化道疾病。吃得过饱会使膈肌位置上移,影响心肺的正常活动,同时胃肠道需要大量的血液供应,心脑供血相对减少又容易诱发心脑血管疾病。

(4)忌情绪激动:避免"七情伤身",要学会心胸豁达开朗,避免不良情绪刺激。

(5)忌过度疲劳:注意劳逸结合,弛张有度。

9.并发症护理

(1)剧烈头痛并伴有恶心、呕吐时,为血压突然升高或高血压脑病表现。应立即让患者卧床休息,观测血压及脉搏、心率、心律的变化,尽快与医师联系,迅速采取镇静与降血压措施。

(2)呼吸困难、发绀时,常为高血压心脏病引起左心衰竭的表现。要立即令患者半卧位、氧气吸入,吸氧用的湿化瓶应换用20%～30%乙醇,并按医嘱应用强心药物。

(3)如有心悸,应严密观察脉搏、心率及心律变化,做好记录。安慰患者,令其卧床休息,消除紧张情绪,一般可很快缓解。

(4)晚期原发性高血压伴心、肾衰竭时,可出现水肿。护理中应注意严格记录水的出入量,以便量出为入。饮食上限制钠盐,卧床休息、抬高患肢、注意保护好皮肤,预防压疮的发生。

(5)晚期高血压易引起脑血管意外,出现昏迷与偏瘫。对于这类患者,平时应注意安全护理,防止坠床、窒息、肢体烫伤等;病情严重时应转往医院处置。

(6)高血压危象的预防及护理。家属要熟悉引起高血压危象的常见诱因,如精神创伤、过度疲劳、情绪激动、感染、用药不当或中断治疗等。在护理过程中,要帮助患者避免、消除各种诱因,注意观察其血压、神志、心率、心律、呼吸的变化。食盐限制在每日2.5克以下,在服用噻嗪类或呋塞米利尿药时,应注意给患者补充含钾丰富的食物,禁烟酒及刺激性饮料。严密观察患者有无头痛、恶心、呕吐、视物模糊、抽搐、惊厥等高血压危象的症状,一旦出现上述症状,要迅速救治。主要原则是快速降血压、制止抽搐;应用利尿药及脱水药降低颅内压防止并发症;抬高床头、给予吸氧、安慰患者避免躁动、使其保持安静,并立即与医院联系。

（四）高血压患者的四季养生

1.春季养生

在春季我们要改变早睡晚起、畏寒恋暖、深居简出的冬季起居习惯。在初春阳气初发之际,应多做室外活动,让身体在春光中最大限度地汲取大自然的活力。清晨是一天中阳气始发之时,晨练可调神养性,练气保精,实为养生的一大法宝。春季室外温度升高,适合增加室外体育锻炼。高血压患者可以到户外散步,呼吸新鲜空气,加快身体的新陈代谢,增强身体的免疫能力。

（1）春季护肝、肾:春季是万物生发的季节,春季养生应遵循养阳防风的原则。中医理论中,春天在五行中属木,相对应的人体五脏之中,肝也属木,所以春气通肝。在春天,肝气旺盛而升发,人的精神焕发。可是,如果肝气升发太过或是肝气郁结,都易损伤肝脏,到夏季就会发生寒性病变。所以春天是养肝护肝的季节。

高血压患者在春季尤其要注意保肝护肾。由于高血压患者需要长期服用降血压药物,会导致肝肾不同程度地受到一些药物不良反应的伤害。所以,春季高血压患者可以多食用一些新鲜的水果、蔬菜来保证营养的均衡。

（2）春季注意保暖:春季天气反复无常,早晚温差大,高血压患者要随时注意增减衣服,避免血压由于忽冷忽热而造成的不稳定。春季养生尤应注意防风御寒,衣服不能顿减,以防流感、支气管炎、肺炎等病的发生。

(3)春季应多饮水:饮食应尽量避免咸,食盐的日摄入量最好在5克以下。注意补充水分,许多营养物质要溶于水才能被吸收,许多代谢产物也要通过水才能经肠道和肾脏排出体外。而春天多风少雨,气候干燥,缺乏水分会使血液黏稠,血管阻力增加,血压升高。故每天至少补充1 500毫升水,以利于血压的控制,防止心脑血管并发症。

(4)春季饮食宜清淡:春季是高血压的高发期,养生食疗很重要,应饮食清淡消春火。老年高血压患者多为阴虚内热证,加之春季人易上火,出现舌苔发黄、口苦咽干等症,因此饮食宜清淡。所谓清淡的饮食,是指性偏凉的食物,如荠菜、百合、苦瓜、紫菜、芹菜、菊花叶、马兰头、甘蔗、海带、海蜇、绿豆等。忌油腻、生冷及刺激性食物。日常多吃清淡食物、多吃瓜菜、多饮水可以清肠胃,少吃油炸食物和咸辣食物,还可以多吃一些赤小豆,以祛湿养血。春季饮食调养宜选辛、甘、温之品,忌酸涩、生冷之物,应常吃胡萝卜、菜花、柿子椒等蔬菜。

春季宜食用辛温升散的食品以养肝气,如葱、洋葱、生姜、韭菜、蒜苗等。此时不宜进食羊肉、狗肉、辣椒、花椒、胡椒等大辛大热之品,以免"损伐肝气"。此外,亦不宜吃寒性食品,因此类食物会阻遏阳气发越。

唐代药王孙思邈曾言:"春日宜省酸增甘,以养脾气。"这就是说"肝主春",而酸味食品又能助长肝气,肝旺则容易出现脾胃病症,所以适当多吃点甘甜食物如大枣、蜂蜜、花生、玉米、豆浆、山药、胡萝卜、菜花、大白菜、柿子椒等春季养身佳品,可以加强脾的功能。

"春困"使人身体疲乏，精神不振，应多吃红黄色和深绿色的蔬菜，如胡萝卜、红薯、南瓜、玉米、西红柿、菠菜、莴笋、花菜、青椒、嫩藕、油菜、绿豆芽等，以补充维生素、矿物质（无机盐）和微量元素的不足，这对恢复精力，消除春困很有好处。

2.夏季养生

夏季是人体心火旺，肺气衰的季节，人应晚睡早起，顺应自然保养阳气，应适当午睡，以保持充分精力。最好清晨或傍晚进行锻炼，可选择散步、慢跑、游泳等。由于气温较高，居住环境应保证通风凉爽。夏季饮食要多辛温、少苦寒、戒肥腻、不暴食、节冷饮、预防肠道传染病的发生。在天气炎热的夏季，高血压患者常常感到头晕脑胀，心里也觉得难受，有的患者还容易因"热"诱发脑血栓和心脏病。

（1）夏季护心：临床观察发现，盛夏时节，高血压患者发生心肌梗死、脑血管栓塞的比例明显高于其他季节。我们知道，心脑血栓形成有三方面影响因素：第一，血管内膜受损，暴露出易于形成血栓的部位。第二，血流缓慢。第三，血液黏稠度大。研究证明，高血压患者血管内皮细胞有程度不等的损害。由于夏天出汗多，血液易浓缩，在人们睡眠或安静等血流缓慢的条件下，就容易发生血栓形成。所以高血压患者在夏季首先要重视补充足够的水分，即使感觉不太热时也要时时补水，特别是出汗多的情况下更应及时补充饮料，无糖尿病的患者可加大新鲜水果的摄入量，有糖尿病的人，应以清茶或凉开水为主。高血压者容易在清晨发生脑卒中和心脏病，有研究认为与夜间缺水有关。所以，半夜醒来时适量进点水，降低血液黏稠度,对预防血栓形成有益。

(2)注意调整饮食结构:高血压患者每日盐摄入量应控制在 5 克以下,同时提高摄入含钾丰富的食品。具体办法是:①将膳食中的盐包括所有食物中的钠折合成盐,减少到每日平均4~6 克。②增加含钾、钙丰富的新鲜蔬菜、水果及豆类制品。③控制膳食中的脂肪及过多的谷类主食。④增加禽类及鱼类等含蛋白质丰富且含脂肪较低的动物油食物。⑤每天饮牛奶 250 毫升,吃鸡蛋每周不超过 4 个。⑥限制饮酒或最好不饮白酒,每人每日饮酒量不超过 20 毫升。

(3)血压接近正常也要服药:在炎热的夏季,由于温度较高,血管扩张,血流阻力减少,因此相对其他季节血压降低,部分患者的血压甚至在夏天可接近正常,但患者切不可因此而停止服用降血压药。炎热的夏天也是高血压病情加重或出现并发症较多的季节,有些患者血压降至正常后就自行停药或减药,结果在不长时间后血压反弹升高,又要再继续使用药物降血压,这样一来,不仅达不到治疗效果,而且由于血压较大幅度的波动,将会引起心、脑、肾发生严重的并发症,甚至危及生命。一般来说,高血压患者在夏天可适当减少服药剂量,服药血压下降后,可采用维持量,继续服药,选用长效、缓释的降血压药物。而且,由于每个人对血压升高的耐受性不同,没有一种药普遍适用于所有人,因此用药一定要因人而异,决不可搬用别人的经验,用别人的药方服药,有条件的患者最好能在医生的指导下将药物进行调整。如果血压在原来基础上下降得比较多,如中年人收缩压低于 110 毫米汞柱。70 岁左右的老年人收缩压低于 120 毫米汞柱。80 岁以上的高龄老人收缩压低于 130 毫米汞柱。高血压患者合并有外周动脉闭塞,尤其是颈动脉闭塞,或合并有冠心病、心绞痛且在不稳定期的患者,如果收缩压低于140毫米汞柱,而且由于血压降低出现头晕、乏力等明显症状的,需要在医生指导下对原来服用药物品种或剂量进行调整。在药物调整期间要严格观察血压变化,每天要在吃药前、吃药后两小时、入睡前这3个时间段各测一次血压,并及时将血压变化告诉医生,以便准确调药。

(4)保持良好的睡眠:人们只有在睡眠中才会出现血压下降,应保持血压的昼夜规律。高血压患者夏天夜间睡眠质量下降时,会出现夜间血压升高,加重心脑血管的损害。因此,患者一定要做好防暑降温,保证正常睡眠;同时,夏天可选用长效而对正常血压影响不大的生理性降血压药物,确保夜间血压正常,以保护心脑肾的健康。

空调温度不要调得太低,与外界气温相差5℃即可。在炎热的夏天,如果血压在允许控制的范围之内,且没有明显的症状,可以继续按原来的剂量服用;高血压同时合并有糖尿病肾病、高血压肾病的患者,如果肾动脉没有明显狭窄,而且血压虽有下降,但不低于100/60毫米汞柱,且没有明显症状,也可维持原剂量。

3.秋季养生

秋季,人的情绪不太稳定,心情烦躁,也易于悲愁伤感。很容易造成血压不稳的情况。因此,人们要保持神志平安,减缓秋季肃杀之气对人体的影响。在起居方面应早睡早起,要遵循春捂秋冻的养生原则,衣服不可顿减顿增,增强身体功能。晚秋是一年当中老年人最易得病的季节之一,容易伤风感冒,旧病复发。

(1)切忌盲目进补:高血压患者秋季切忌盲目进补,而应结合自身特点以清补为主,选择一些既有丰富营养,又有降血压作用的食物,如山药、莲子、银耳、芹菜、燕麦、百合等,有助于增强人的体质。适当多吃一些润燥、降血压的蔬菜如冬瓜、萝卜、胡萝卜、西红柿、茄子、土豆、藕、洋葱、绿叶蔬菜、海带、香菇、木耳;水果如猕猴桃、柚子、山楂、苹果、香蕉、梨、柑橘等。这些食物含有丰富的钾离子,可以对抗钠离子对血压升高的作用,同时也起到补中益气、生津润燥的作用。荤类则适当多吃鱼、虾等水产品,以及鸡鸭等禽类,少吃猪牛羊肉等红肉。尽可能少食葱、姜、蒜、椒,应多吃酸味蔬菜、果品、银耳冰糖粥、百合莲子粥温性食品。饮食安排应少量多餐,避免过饱。高血压者通常较肥胖,必须吃低热能食物,每天主食150～250克,动物性蛋白和植物性蛋白各占50%,食用油要含维生素 E 和亚油酸的素油;不吃甜食。避免过食油腻,饮食中可以适当多选用高蛋白、低脂肪的鱼虾类、禽类和大豆类制品,其中的不饱和脂肪酸和大豆磷脂有利于兼顾养生和降血压。

(2)多吃生津止渴、润肺去燥的食物:秋季气候干燥,常常使人感到鼻、咽干燥不适。这时如果能吃一些生津止渴、润喉去燥的水果,会使人顿觉清爽舒适。老年高血压患者根据血糖情况,如无糖尿病可多吃些西瓜、苹果、黄瓜、西红柿、红薯等可以降低血压。中医学认为,梨有生津止渴、止咳化痰、清热降火、养血生肌、润肺去燥等功能,最适宜于有内热的患者食用,尤其对肺热咳嗽、小儿风热、咽干喉痛、大便燥结症较为适宜;梨还有降低血压、清热镇静的作用。甘蔗有滋补清热的作用,含有丰富的营养成分,作为清凉的补剂,对于低血糖、大便干结、小便不利、反胃呕吐、虚热咳嗽和高热烦渴等病症有一定的疗效;劳累过度或饥饿头晕的人,只要吃上两节甘蔗就会使精神重新振作起来。但是,由于梨、甘蔗性寒,对脾胃虚寒和胃腹疼痛的人不宜食用。此外,适于秋冬季吃的水果还有苹果、香蕉、橘子、山楂等。

(3)注意调整药物剂量:夏季天气热,脑血管舒张,血压升高情况少;秋季天气转凉,脑血管收缩,血压会随之升高,应及时调整降血压药的剂量。秋季干燥,早晨温度低,血管易收缩,造成血压升高,因此除了要放松身心,还可调整服药时间。有条件者应多出去走走,尽可能多呼吸负氧离子;没有时间和能力的可以考虑使用负氧离子机,因为它能生成等同于大自然的小粒径、高活性的负离子。天气转凉,高血压患者不要做剧烈运动,如登山等;散步、打太极拳等比较适合。秋季气候干燥易导致鼻出血,需预防,因为这预示血压不稳,往往是引发脑卒中的征兆。高血压患者秋季要加强自我保健,按医嘱服药;保持心情开朗,情绪安定。高血压患者秋季最好能做到每天测量血压。

4.冬季养生

冬季是阳气潜藏,阴气盛极的季节,应遵循自然规律,避寒就温,敛阳护阴,保持人体内外相对平衡,养精蓄锐,促进身体健康。冬季给人的感觉是寒冷,但对于高血压患者来说,冬季要特别小心,因为,冬天由于气温的骤然变化,会导致血压的不稳定,容易引起各种并发症的产生。高血压患者在冬季除了要按时服药外,不可随意调换降血压药。

喜、怒、忧、思、悲、恐、惊这些情绪,正常情况下是不会致病的,但如太过则会引发疾病。高血压患者面对朔风凛冽、雨雪阴霾天气,体内阳气易被扰乱而变得情绪抑郁,萎靡不振,心情烦闷,极易促使血压升高。因此,高血压患者要学会驾驭好自己的"七情"。心身医学研究表明,良好的情绪有利于神经内分泌系统发挥正常的调节功能,保持血压的稳定。

(1)冬季起居有常:中医学极为重视"起居有常,不妄作劳"的养生之道。高血压患者要做到起居有常,作息有时,劳逸结合,顺乎冬天的自然规律,早睡以养阳,待日出后起床以养阴,保证8～9小时睡眠,午睡30～60分钟,有利于人体阴阳和谐,防止血压波动。

冬季,高血压患者要经常收听天气预报,根据天气变化及时添加衣服。穿的内衣、棉袄、棉裤以纯棉布为宜,再套上外衣,可抵御寒冷;鞋袜宜保暖透气,吸湿性好,鞋底要防滑,脚暖则一身皆暖和舒畅。在寒潮过境的大风雨雪天不要出门,避免寒冷刺激;居室应保持空气新鲜及合适的温湿度。

(2)注意调整冬季饮食:高血压患者的饮食以淡为宜,一日三餐吃的饭菜注意粗细搭配,荤素相宜,品种多样,做到饮食有节,常吃些新鲜蔬菜、食用菌、海产品和豆制品。过冬天,不口渴也要喝白开水或淡茶水,合理补充水分,有利于稀释清洁血液,保证血流通畅。冬令进补是我国几千年来传统的养生方法,可选择羊肉、狗肉、蛇肉,以补虚益气,暖胃滋阴。老年人在冬天如果以牛羊肉、狗肉进补来御寒,切记不可过量,以免血脂升高,血液黏稠度增加。身体肥胖、血脂异常的高血压患者,更应控制高脂肪、高热能饮食的摄入,不可酗酒,以免导致血压波动,发生意外。对人参、阿胶、鹿茸及各种药酒切勿滥补,否则会对身体造成不良后果。

(3)冬季寒冷亦应保持运动:冬天,高血压患者无论选择何种锻炼项目,都要根据自己的体质状况、血压高低来掌握好运动量,以自我感到浑身舒适为度。例如,散步时应时走时停,形动而神静,既可使身体得到适当的锻炼,又能调节情绪。打太极拳对高血压是一种很好的运动,一招一式柔和舒缓,用意念引导动作,姿势放松,思想集中,心安神定。这种动静结合,形神合一的动作,有助于调节大脑神经的功能,并使外周血管阻力下降,改善体循环和微循环,从而使血压下降。

(4)注意保暖及调整药量:冬季高血压患者早上醒来不要急着起床,要先吃降血压药,躺半个小时,等血压稳定了再起床。患者应该明确服药的最佳时间,通常要注意避免在临睡前服药,而要在白天血压升高的时候服药。因为,人体的血压在一天之中有"两高一低"现象,上午9～11时,下午3～6时最高,午夜最低,入睡后血压较白天下降20%。如果睡前服用降血压药,加上入睡后血压自然下降的因素,会使血压过低,而致大脑缺血,诱发缺血性脑卒中。高血压患者选择降血压药治疗后,就需要坚持长期服用,不能在中途自己随便停服,用药要听从医生的意见。在药物治疗的过程中,高血压患者要克服过于急切的降血压心理,要知道降血压需要一个循序渐进的过程,所以药量要适当。在治疗的过程中,要坚持科学的服药原则,避免产生不良的健康影响。

寒冷是高血压的克星,所以高血压患者还要注意以下几点:①醒来时不要立刻离开被褥,应在被褥中活动身体,并请家人将室内变暖和。②洗脸、刷牙要用温水。③如厕时应穿着暖和。④外出时戴手套、帽子、围巾,穿大衣等,注意保暖。⑤等汽车时可做原地踏步等小动作。⑥在有暖气的地方可少穿些,离开时再加衣服。⑦用干毛巾擦拭皮肤以防寒。⑧沐浴前先让浴室充满热气,等浴室温度上升后再入浴。⑨夜间如厕,为避免受寒可在卧室内安置便器。⑩饮酒时避免吃盐分过多的小菜。

(五)高血压患者的心理呵护

1.保持心理稳定

血压升高肯定与心理因素有关。心理因素、个人因素和环境压力常使患者采取不利于健康的生活方式,而不健康的生活方式与高血压及心血管疾病的危险性增高有关。心理因素包括情绪变化、精神紧张等。我国传统医学早将"七情内伤"视为一些疾病的病因。国外一些长寿学者指出:"一切对人不利的影响中,最能使人夭亡的要算是情绪不佳和心境恶劣。"情绪变化或受精神刺激引起血压上升,已被普遍接受。高血压患者对刺激所产生的反应在幅度和持续时间方面,均较正常血压者强烈。因此,高血压患者的情绪变化常常导致血压持续升高和较大的波动。在实际工作中,经常见到一些患者由于情绪激动,心理不平衡,使药物治疗不能达到预期的效果,即使血压控制到正常范围,也可能由于一场"雷霆之怒"使血压骤升,甚至导致脑卒中或死亡。

那么，如何才能保持心理稳定呢？首先要注意心理卫生，重视性格修养，做到心胸开阔，心平气和，提高自身心理承受能力。其次要学会放松精神，如深呼吸，能帮助消除紧张的情绪，方法是全身放松，注意力集中到慢呼慢吸气上，呼吸要求柔和、平缓、无声，连续几次能马上使心情恢复平静；静思：方法是静坐在一个舒适的位置，闭上眼睛，尽量放松所有的肌肉，从脚开始，逐步向上直至面部，保持肌肉高度的放松，默默聆听自己的呼吸声，数数或想象坐在阳光明媚的海滨或一望无际的大草原上。如发现自己有心理障碍时，可进行心理咨询。高血压患者的心理咨询内容十分广泛。例如，如何看待自己的疾病，如何安排自己的工作，如何处理好与周围人的关系，如何适应现实环境，以及如何了解自己的人格特点并加以自我调节等。

2.调节心理平衡

保持快乐的心境是可以抵抗其他所有的内外不利因素。神经免疫学研究指出，良好的心境使机体免疫功能处在最佳状态，对抵抗病毒、细菌及肿瘤都至关重要。高血压患者更应心胸开阔，避免紧张、急躁和焦虑等。突然的心理应激可造成心动过速，血压升高，外周血管收缩，心律失常，直至室颤、猝死，这在临床上已屡见不鲜。即使是慢性心理压力，如工作负担过重、人际关系不和等，也能通过促使血液黏度增高，血胆固醇、血糖升高而对心血管系统造成不利影响。心理不平衡可促成心血管疾病，反过来，心血管疾病又可进一步造成心理紧张失衡。因此，有报告认为几乎每位心脏病患者可能都有心理障碍,需要心理治疗。

高血压患者要学会各种调整心理活动和稳定情绪的方法,实事求是地认识和处理心理社会事件,尽量设法克服各种负面情绪,消除不切实际的争强好胜心和过分消极的失落、自卑感,保持乐观豁达的心态。要学习和掌握一些高血压防治知识,正确认识和对待高血压。高血压目前虽然难以根治,但只要采取正确的对策和有效的措施,高血压是可防、可治的,不必过分担心,"既来之,则安之",克服因疾病而引起的不良心理因素,切实地加强生活方式的调整和坚持合理用药,高血压一定能得到较佳的控制。负面情绪宜疏不宜堵,遇到不顺心的事,不要耿耿于怀,生闷气,自己能化解最好,实在解不开,找个适当的场合,向可信赖的人倾诉一下,"一吐为快"有益于健康。陶冶美好的道德情操、保持和谐的人际关系,安排丰富的休闲生活,以及坚持心身放松的锻炼,这是心理保健的良方,也是防治心身疾病的有效措施。高血压患者应当学会科学地、合理地安排自己的工作和生活,做到劳逸结合、起居有常,既保持有节奏的生活,又保证有足够的睡眠和休息。尽量参加一些力所能及的社会活动,置身于集体之中,培养多种的兴趣爱好,使生活更充实。舒适的环境、温馨的氛围、亲友谈谈心,公园散散步、听听轻音乐、养养花鸟鱼,丰富的休闲生活,和谐的人际关系,适量的体力活动等,均对健康大有益处。

3.保持良好的精神状态

调查发现,高血压在从事注意力集中、精神紧张的工作,同时又缺少体力活动者中容易发生。中医学认为,高血压的关键在肝。情志失节,肝阳偏亢,木炽火旺,易引起高血压。我们都有这样的体会,人一旦发怒,面红耳赤,血往上涌,会出现头晕头痛,一测血压往往升高,有高血压的人发怒则更会加重病情。因此,保持良好的精神状态,注意情志养生对高血压的防治很重要。它可使疲劳的大脑得到恢复,有利于血管扩张,从而使血压下降,并且保持稳定。

(1)避免增加心理负担:部分高血压患者发现血压增高后,思想负担很重,情绪极不稳定,终日忧心忡忡,结果使血压增高,病情加重;有的患者出现消极沮丧,失去信心的不良心理,觉得自己给家庭和社会带来负担,成为"包袱",不愿按时服药,不肯在食疗、运动等方面进行配合,等待"最后的归宿";也有的患者因一时血压下降得不理想,对治疗失去信心,变得焦躁不安,怨天尤人。虽然高血压的治疗目前尚缺乏治本的方法,需要长期作战,但若能避免增加心理负担,改变生活方式,自我进行安慰,家人多给予心理安慰和生活上的体贴,病情是可以控制的,并发症是可以减少的。

(2)注意保持心境平和、情绪乐观:人在紧张、忧愁、愤怒、悲伤、惊慌、恐惧、激动、痛苦、嫉妒的时候,可出现心慌、气急和血压升高,甚至导致脑血管痉挛或破裂,以致脑卒中甚至死亡,所以高血压又称之为心身疾病。除了药物治疗外,保持心境平和、情绪乐观十分重要。遇到不满意的人和事,要进行"冷处理",避免正面冲突,遇事要想得开,切忌生闷气或发脾气。还应培养多种兴趣,多参加一些公益活动及文娱运动,做到笑口常开,乐观松弛。

(3)纠正猜疑心理:有的高血压患者一旦确诊高血压之后,便把注意力集中在疾病上,稍有不适便神经过敏,猜疑血压是否上升了,是否发生并发症了,终日忧心忡忡;有的患者看了一些有关高血压的科普读物,或报纸杂志上的科普文章,便把自己的个别症状及身体不适进行"对号入座",怀疑自己毛病加重,或百病丛生,对医生的解释总是听不进去,有时总是希望医生说自己病情严重,有点头晕头痛,便怀疑是否有脑卒中的危险,有点肢体麻木便断定是脑卒中先兆。疑虑越多,血压反而越高,病情反而加重,终日心烦意乱,无所适从。有的患者因为猜疑过多,对治疗失去信心,往往借酒消愁,借烟解闷,使原来不太高的血压骤然升高,使原本不太重的病情日趋加重。所以,建议高血压患者应培养多种兴趣爱好,把对疾病的注意力进行转移,以逐步把血压降至正常范围或接近正常范围。

六、饮食与营养

（一）能量与营养

1.控制热能摄入

高血压患者常合并有肥胖或超重，而肥胖和高血压两者均可使心脏的工作负荷增加。因此，控制总热能摄入可使体重达到并维持在一个正常范围之内，对高血压的防治十分重要。控制热能摄入可使临床症状如呼吸困难得到改善。每餐的热能也需要限制，因为饱餐之后可使高血压患者的血管舒张调节功能降低，从而引起血压的显著波动。提倡吃复合糖类，如淀粉、标准面粉、玉米、小米、燕麦等植物纤维较多的食物，促进肠道蠕动，有利于胆固醇的排泄。少进食葡萄糖、果糖及蔗糖，这类糖属于单糖，易引起血脂升高。摄入的食物会在体内经新陈代谢后产生热能，因此吃得太多，身体发胖会给血液循环增加压力，加重心脏负担。临床观察表明，多数患者的血压常随体重的减轻而下降，即使血压变化不大的患者，其临床症状，如疲乏和呼吸困难，也可得到显著的改善。

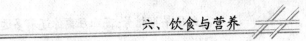

2.限制脂肪摄入

膳食中应限制动物脂肪的摄入,烹调时,多采用植物油,胆固醇限制在每日 300 毫克以下。动物脂肪(如猪油、肥肉)含胆固醇高,高血压患者不宜多吃,而植物脂肪(如豆油、花生油)有抑制胆固醇的作用,高血压患者可以多吃一点儿。可多吃一些鱼,海鱼含有不饱和脂肪酸,能使胆固醇氧化,从而降低血浆胆固醇,还可延长血小板的凝聚,抑制血栓形成,预防脑卒中;还含有较多的亚油酸,对增加微血管的弹性,预防血管破裂,防止高血压并发症有一定作用。由于高血压是动脉粥样硬化的主要易患因素之一,故饮食限制脂肪的摄入也有助于预防缺血性心脏病。

3.适量摄入蛋白质

以往对高血压病患者强调低蛋白饮食,但目前认为,除合并有慢性肾功能不全外,一般不必严格限制蛋白质的摄入量。关于蛋白质的来源方面,新近某些学者认为鱼类蛋白可使血压及脑卒中的发生率降低,大豆蛋白虽无降血压作用,但也能防止脑卒中的发生,这可能与氨基酸组成有关。看来高血压患者进食此类蛋白质颇为相宜。高血压患者每日蛋白质的量以每千克体重 1 克为宜。例如,60 千克体重的人,每日应吃60 克蛋白质。其中植物蛋白应占 50%,最好用大豆蛋白,每周还应吃 2～3 次鱼类蛋白质,可改善血管弹性和通透性,增加尿、钠排出,从而降低血压。平时还应多注意吃含酪氨酸丰富的食物，如脱酯奶、酸奶、奶豆腐、海鱼等。对于肾功能正常的患者，一般不限制蛋白质的摄取，即吃一些含丰富动植物蛋白的食物等，对身体的健康很有益处；如果高血压合并肾功能不全时，应限制蛋白质的摄入。

（二）降血压食物

芹菜

芹菜营养丰富，每 100 克中含水分 94.2 克，蛋白质 0.8 克，脂肪 0.1 克，膳食纤维 1.4 克，糖类 2.5 克，灰分 1 克，胡萝卜素 60 微克，维生素 B_1 0.01 毫克，维生素 B_2 0.08 毫克，烟酸 0.4 毫克，维生素 C 12 毫克，钙 48 毫克，磷 103 毫克，铁 0.8 毫克。此外，还含有芹菜苷、佛手柑内酯、芫荽苷、甘露醇、肌醇（环己六醇）、挥发油等，挥发油中有 α-芹子烯及使旱芹具有特殊气味的丁基苯酞、新蛇床酞内酯、瑟丹内酯等苯酞衍生物成分。旱芹中含有一种酸性的黄色物质，溶于碱溶液呈绿色荧光，具有降血压功效。

芹菜的降血压机制主要是通过主动脉弓化学感受器所致。芹菜酸性提取物对大白鼠有温和而稳定的降血压作用，其作用持续时间随剂量增加而显著延长，这与中医利用芹菜防治高血压正相吻合。旱芹所含芫荽苷、挥发油、甘露醇和肌醇等物质，具有较好的降血压作用；芹菜所含芹菜素及水芹素-7-甲醚具有降血压作用。

芹菜可降血压、通血脉、祛风明目、醒脑利水，并有保护毛细血管的功能,当与其他药物配合运用时,可以提高其食疗效果。因此,芹菜可作为高血压和动脉粥样硬化患者的辅助治疗佳蔬。

芹菜性偏凉,脾胃虚弱、消化吸收不良、大便稀溏不成形,以及胃及十二指肠溃疡患者宜少食芹菜;低血压者也不宜多吃芹菜。

荠 菜

荠菜含有较丰富的胆碱、乙酰胆碱、谷固醇和季胺化合物,不仅可以降低血中及肝中的胆固醇和三酰甘油的含量,而且还有降低血压的作用;所含的黄酮素、芸香苷等有扩张冠状动脉的作用。因此,荠菜可列为高血压、冠心病患者的保健食品。在荠菜所含矿物质(无机盐)元素中,所含钾、钙、镁、铁、锰、锌等都很高,而所含钠、磷则相对要低,以每 100 克荠菜食部分析,含钾 280 毫克,钠 31.6 毫克,其 K 因子(即钾/钠比值)为 8.86,大于人体正常功能的 3,具有很好的降血压物质基础,而且钙指数(即钙/磷比值,荠菜的钙含量 294 毫克,磷含量 81 毫克,钙指数为 3.63)远高于 1.5,不仅有助于钙的吸收,而且与降血压密切联系在一起。荠菜还含有大量胆碱、生物碱、黄酮类成分,以及氨基酸及叶酸、叶绿素等成分,常食可防治高血压及脑卒中等并发症。

荠菜的降压清心、利肝明目作用,源于实践的发现,并得到科学研究证实。民间尤其是南京人民爱称荠菜为"血压草""益寿菜"是不无科学道理的。荠菜的食法很多,可清炒、煮汤;也可凉拌、作羹;还可以作馅料包馄饨、水饺、春卷等,食之柔嫩清香,味纯鲜美。

菊花脑

菊花脑性凉，味甘，具有清热解毒、疏风平肝、凉血开胃的功效。适宜高血压，头痛目赤，口苦心烦，肝阳偏亢之人食用。高血压患者可用鲜嫩菊花脑的苗叶或嫩头，不拘量多少，经常煎水喝，适宜高血压患者伴有头痛、头晕、目赤、心烦、口苦者食用，更适宜高血压之人炎夏服食，可起到降血压、清头目的效果。菊花脑还适宜夏季酷暑，或发热性疾病烦热口干，头昏头晕之人食用，适宜急性感染化脓性皮肤患者食用。菊花脑还适宜癌症患者食用。菊花脑对葡萄球菌、链球菌、痢疾杆菌、大肠埃希菌及流感病毒均有抑制作用。煎汤内服和外洗，对皮肤湿疹、皮肤瘙痒及皮肤化脓性炎症均有良好效果。

菊花脑性凉，凡脾胃虚寒，腹泻便溏之人忌食。菊花脑性凉，有凉血作用，故女性月经来潮期间及寒性痛经者忌食。

洋 葱

现代研究表明，洋葱具有很好的降血压作用。经检验，洋葱含钾量很高，每100克洋葱含钾量达147毫克，比含钠量高得多，其K因子为33.41，是典型的高钾食物。有资料报道，凡K因子大于10的食物对高血压都有较好的防治作用，在膳食中适当增加钾的摄入，就能使血压降低。日本民间早有食用洋葱降血压的方法，常服洋葱可使血压长期稳定在正常范围。洋葱含有的前列腺素 A_1 能直接作用于血管，使血管舒张，减少外周血管和心脏冠状动脉的阻力，并且对儿茶酚胺等升压物质有拮抗作用，从而促使血压下降。洋葱所含活性成分可促进肾脏排尿和促进钠盐排泄，并可调节体内肾上腺素神经递质释放,使血压下降。洋葱能舒张血管,降低血液的黏滞度,并可增加冠状动脉的血流量。因此,洋葱是中老年人,尤其是心血管疾病患者的保健蔬菜。

大 蒜

研究表明,大蒜具有降血压、降血脂、杀菌、增强免疫力、抗癌等作用。大蒜的含钾量远比其含钠量要高得多,白皮种大蒜每 100 克食部含钾 362 毫克,含钠 19.6 毫克,K 因子为 15.41。紫皮种大蒜每 100 克食部含钾 437 毫克,含钠 8.3 毫克,K 因子为 52.65,同属高钾低钠食品。临床实践资料也证明了这一点。用大蒜治疗 80 例高血压患者,血压都获得稳定下降。大蒜所含有的活性成分具有溶解体内瘀血的能力,可用以治疗高血压伴有冠心病、冠状动脉血栓症等。中等至严重程度的高血压患者,连续 12 周每日食用大蒜,血压就能降至正常水平。高血压患者可在每日早晨空腹吃 1～2 个糖醋蒜头,有稳定的降血压效果。

大蒜瓣在被捣烂或切割时,会产生一种不稳定的化学物质——蒜素。正是蒜素决定了大蒜特殊的气味和治疗作用。在联合研究蒜素的降血压作用时发现,蒜素可以像降血压药一样,有效地降低血压,却没有服用降血压药带来的不良反应,如头痛、眼花、乏力、咳嗽等。高血压患者在服用降血压药的同时食用蒜素,不仅可以减少降血压药的剂量,而且可以减轻因服用降血压药而产生的不良反应。另外,把蒜素与一种高果糖的食物一起食用,可以有效阻止体重增加。在纯蒜素产品被合成出来投放市场之前,每天准备两个大蒜瓣,把它们切片后,立即与苹果汁或酸奶一起食用,是最为有效的降血压和减肥方法。

大蒜能降低血压、血脂，可降低血液的黏稠度，有明显的抗血小板聚集作用，因而可改善心脑血管动脉硬化，减少血栓形成的危险性，使心脏病和脑卒中（脑血栓和脑出血）的发作危险性大为减少。每天吃3克大蒜，高脂血症患者血液中的胆固醇含量可明显降低。大蒜有溶解体内瘀血的能力，可有效降低血压，因此可以用于高血压、冠状动脉血栓等症。

大蒜辛热，凡阴虚火旺者，目疾和口齿、喉、舌病患者以及患传染病者均忌食。

芦　笋

芦笋的根、茎可药用，性微温，味苦甘，入药有降血压、防癌抗癌的功效。由于新鲜芦笋的采收期很短，而且不易保鲜，所以在国外许多餐馆，多食用罐装芦笋。芦笋在国际上被公认为"世界十大名菜之一"，自从它的防癌抗癌作用被肯定后，又上升为"十大名菜之首""蔬菜之王"，并获得"珍稀蔬菜""国宴佳肴""抗癌蔬菜""减肥食品""美容食物""降血压妙品""富硒食品"等美誉。

芦笋的营养成分非常丰富，每100克鲜芦笋可食部分含多种维生素，其中胡萝卜素100微克，维生素C 45毫克，所含脂肪量极低。芦笋含有天冬酰胺、黏液质、β-谷固醇及糠醛衍生物，对心血管系统和其他器质性病变均有疗效。芦笋还含有大量维生素P（芦丁）及甘露聚糖、胆碱、精氨酸等成分，对维护毛细血管形态和弹性、生理功能有利，对治疗高血压等心血管疾病有较好作用。而且，芦笋是高K因子食品，其K因子＞68，新的学术观点认为，K因子大于10的食物对高血压都有较好的防治作用。

罐头芦笋可以不经煎煮而直接食用,鲜芦笋的食用方法很多,可煮熟捣烂,加水稀释后制成冷饮或热饮,也可与其他荤素菜配合,经过炒、煮、烩、烧等烹调方法当菜食用。鲜芦笋不宜生吃,也不宜存放 1 周以上再吃。

茄 子

研究表明,茄子的营养价值很高,可与西红柿媲美,除维生素 A、维生素 C 含量低于西红柿外,其余各种维生素,以及铁、锰、锌和糖类,都非常接近,其含钙量远大于西红柿,是其5.5 倍。

茄子的 K 因子为 21.25。经常食用茄子的高血压患者,可补充机体必需的钾,并促使钠的排泄,从而使血压下降。此外,茄子(特别是紫茄,每 100 克食部所含维生素 P 可高达 700毫克)含有的丰富维生素 P,其特殊功能是可以降低人体毛细血管的脆性和通透性,增强毛细血管和体细胞间的黏合力,并增强修补能力,使毛细血管能保持正常状态,并可使其弹性和生理功能得到加强,有防止血管破裂出血的作用。所以,茄子是强化血管功能的食物,被人们誉称为"心血管之友"。临床研究表明,常吃鲜茄或茄子干燥后研粉内服,对高血压、动脉粥样硬化、脑出血、眼底出血等病症者均有疗效。茄子所含的胡芦巴碱、水苏碱及胆碱、龙葵碱等活性成分,对降低胆固醇含量更有独特功效。

茄子在烹调中可荤可素,吃法很多,适用于炒、烧、拌、熬、焖、炸、熘、蒸、烹等烹调方法,也可干制、食盐渍,是家常必食之菜肴。茄子喜油,香而不腻,多与肉同烧同炖,也可素拌茄泥等。

茄子好处虽多,但其性滑利,脾虚泄泻、消化不良者不宜多食。

莼 菜

研究表明,莼菜的营养很丰富,尤其是叶背分泌的一种类似"琼脂"样的黏液,新嫩叶茎的黏液更多,经分析鉴定这是黏多糖成分,它含有阿拉伯糖、岩藻糖、半乳糖、葡萄糖醛酸、甘露糖、鼠李糖、木糖,以及半乳糖醛酸、果糖、氨基葡萄糖等。莼菜所含蛋白质成分,经分析含有亮氨酸、苯丙氨酸、蛋氨酸等多种对人体有益的必需物质,以及较多的胡萝卜素。以瓶装莼菜计,每 100 克食部所含胡萝卜素达 330 微克,还含有维生素 B_2、维生素 E、烟酸及少量维生素 B_{12}。莼菜含有钙、镁、铁、锰、锌、铜、硒等多种矿物质及微量元素成分,含钙量相当高,其钙指数(即钙/磷比值)为 2.47。所含铁成分也很高,每 100 克食部含铁量可达 2.4 毫克。高血压患者,可取鲜莼菜 50 克,加冰糖适量炖服,10 日为 1 个疗程,连续服用。

莼菜叶的背面分泌类似琼脂的黏液,尤其未露出水面的嫩叶这种黏液更多。黏液中富含蛋白质所包括的多种氨基酸、脂肪、戊糖、没食子酸等。在动物实验中,其黏液质部分表现有抗癌和降血压的作用。对洋葱根的未分化细胞的有丝分裂,莼菜提取物具有一定的抑制作用。

莼菜入馔,可汤可菜,可煮可炒,均有滑而不腻、清香润爽、品味鲜纯的特色,尤其是烹制汤羹,可谓色香味营养俱佳的脍炙名肴。

西 红 柿

西红柿有生津止渴、健胃消食、清热消暑、凉血平肝、补肾利尿、祛湿降血压等功效。可用于高血压、眼底出血、热性病发热、口干渴、食欲不振等症。现代研究表明,西红柿是典型的高钾食品,每100克食部含钾163毫克,而含钠仅5毫克,K因子为32.6,大大超过降血压的有效界定值(即 K 因子大于10),因此西红柿具有明显的降血压作用。临床实践也表明,高血压及眼底出血患者,每天早晨吃新鲜西红柿1~2个,可收降血压、止血之效。西红柿每100克食部含维生素 C 19 毫克,与所含的维生素 P(即芦丁)呈天然的结合状态。西红柿因有抗坏血酸酶和有机酸的保护,不论鲜贮、烹饪,酸、碱、高热都不易被破坏,不会损失太多,因此其吸收利用率较高,不仅可起软化血管、保护血管的正常生理功能,而且可防止动脉粥样硬化、减轻外周血管阻力、发挥降低血压的作用。西红柿所含的一种特殊成分——番茄红素,以及黄酮类物质等,有显著的利尿、降血压、止血和助消化作用。因此,高血压患者以及有血压升高的人,宜经常食用西红柿及西红柿制品,正常人也应多吃些西红柿,这样就可以防患于未然。

西红柿果实肉厚汁多,既可生吃,又可熟食,且适用于炒、拌、腌等多种烹调方法,可作主料,也可作配料,还可加工成西红柿酱、西红柿干、西红柿粉和西红柿罐头等,并可以酿制酒和醋。

西红柿性寒,故脾胃虚弱、便溏腹泻者不宜过量生食。

苦 瓜

研究表明,苦瓜中维生素 C 的含量在瓜类中是首屈一指的,这对保护血管弹性、维持正常生理功能,以及防治高血压、脑血管意外、冠心病等均具有重要意义。特别值得一提的是,苦瓜是高钾食物,而且非常典型,每 100 克苦瓜食部含钾量高达 256 毫克,而含钠量则相对很低,仅为 2.5 毫克,其 K 因子为 102.4。近代药理实验研究发现,有一些荤素混食者,他们的膳食改为只吃蛋和乳以后,血压便有明显的下降。血压下降主要与他们膳食中钾/钠比值(即 K 因子)的改变有关,素食后,膳食中钾的比例提高了。对于高血压患者来说,经常食用苦瓜类高钾食物,会有助于机体 K 因子的增高,从而起到降低血压的作用。

俗话说"良药苦口利于病",十苦九补。食用苦味食品,有利于调节人体的阴阳平衡。人们之所以喜食苦瓜,是因其性凉,爽口不腻,食后会感到清心舒适。但仍有少数高血压患者"怕"苦而很少吃苦瓜,能否改变或减少其苦味而不影响治疗效果呢? 据有关报道,美国堪萨斯州立大学的科学家们从苦瓜中提炼出了其味极苦的"奎宁精",是这种成分造成了苦瓜的"苦"味,奎宁是一种比较古老的抗疟药物,为抗心律失常药奎尼丁的左旋体,用量过大、特别是静脉给药过快时,可抑制心脏、扩张血管使血压下降,甚至虚脱。因此,采用减少其苦味的方法是可行的,这样就可以让更多的高血压患者食用苦瓜了。

食用苦瓜好处虽多,但脾胃虚寒者不宜生食,以免食后导致吐泻、腹痛。

山　药

研究表明,山药所含脂肪量极低,而所含大量的黏液蛋白,能有效地预防心血管系统的脂质沉淀,可防止动脉粥样硬化过早发生,保持血管壁的弹性,对防治高血压具有重要意义。现代药理研究还发现,山药所含的多巴胺等活性成分有改善血液循环的作用,并能扩张血管,降低血压,可有效地防治心脑血管综合征。山药含有大量的钾,以鲜山药为例,每100克食部含钾量达213毫克,而含钠量为18.6毫克,K因子为11.45。在膳食中经常食用山药及其相关制品,对高血压患者有一定程度的降血压作用。

山药质地细嫩,肉色洁白,可以制作菜肴,既可用作主料,又可与其他食物配伍,可做多种滋补性菜肴。山药可加工成块条、段、片、丁,适宜于煮、炸、炒、扒、蜜汁、拔丝等烹调方法,咸甜皆宜,具有肥浓不腻,香甜软嫩的特色。

山药有一定的收敛作用,所以大便燥结者一般不宜多食,或慎食,如要食疗防治高血压者,则在相关食疗方中加用滋阴润肠的药食兼用妙品即可。

冬　瓜

研究表明,冬瓜为高钾低钠食物,每100克食部含钾78毫克,含钠仅1.8毫克,两者相比,其K因子为43.33,大大超过10,对高血压具有明显的降血压功效。若以每日进食500克冬瓜计算,就可给人体净增381毫克的钾,这对改善机体的钾/钠比,无疑有明显作用,可促使排钠,利尿降血压。冬瓜每100克食部所含脂肪量极微,仅为0.2克,而且冬瓜所含成分中的丙醇二酸可抑制糖类转化为脂肪，能有效地防止人体内（包括动脉、静脉、毛细血管等组织细胞在内）的脂肪沉积和堆聚，有助于增强血管功能，减少外周阻力，从而起到降低血压的治疗作用。冬瓜的维生素含量较高，以保护和维护血管正常生理功能直接相关的胡萝卜素、维生素 C 为例，每日进食500 克冬瓜，机体可获得胡萝卜素 400 微克，维生素 C 90 毫克，加上冬瓜的钙指数为 1.58，又有助于钙的吸收。因此，冬瓜是防治高血压的妙蔬佳品。

冬瓜性凉，年老体弱、体质虚寒、阴虚久病、脾胃虚弱、大便稀溏者不宜多食。

豌　豆

研究表明，豌豆的 K 因子很高，以新鲜豌豆为例，每 100克食部含钾 332 毫克，含钠仅 1.2 毫克，其 K 因子为 276.67，为所有可食蔬菜中的第一名，即使干豌豆，其 K 因子也很高，每 100 克食部含钾 610 毫克，含钠 4.2 毫克，K 因子为 145.24。可见，豌豆无论是鲜品，还是干品，其 K 因子都大大超过有效降血压作用的界定范围（K 因子大于 10）。现代食疗专家赞誉豌豆为"降血压佳豆"。豌豆苗的含钾量也相当高，每 100 克食部含钾 174 毫克，含钠 26.3 毫克，其 K 因子为 6.62。有资料报道，对人体来说，良好的 K 因子应是 3 或大于 3，豌豆苗的 K 因子超过此值 1 倍以上，因此也有较好的降血压作用。因为人们一般食用豌豆苗的量较大，若以 500 克为例，服食后就会给机体净增钾含量（即扣除钠含量因素）738.5 毫克，这样可明显改变机体的钾/钠比，从而有助于降低血压。豌豆（包括鲜品、干品）所含的胡萝卜素、维生素 B_1、维生素 E 及维生素 C 等成分的量都较高,这对保护血管的正常生理功能具有重要意义。因此,患有高血压或有血压升高,出现头痛、心烦、脉弦数或滑的患者,经常服食以豌豆及其制品烹饪制作的菜肴、汤羹,是大有裨益的。

豌豆虽好,但多食令人腹胀,脾胃弱者宜慎用。

黑 木 耳

研究表明,黑木耳的含钾量相当高,每 100 克干品木耳食部达到 757 毫克,含钠量为 48.5 毫克,其 K 因子为 15.61。可见,只要经常适量服食黑木耳,就有助于降低血压。黑木耳含有较多的胶质样成分,其中的活性物质不仅有较好的止血作用,而且可以使人体内的凝血时间明显缩短,起到疏通血管、防止血栓形成的作用。这种止血活血的双向作用,使黑木耳赢得"天然抗凝剂"的美称。黑木耳可防治高血压,并可减少老年高血压诱发脑血栓的可能性。黑木耳是伴有眼底出血、脑出血及血栓形成等临床症状的高血压患者的首选食品。

黑木耳性偏凉,润肠利肠功效明显,故"大便不实者忌"。

香 菇

研究表明,香菇含有多种机体必需的活性成分,如所含的核酸类物质,可以抑制血清和肝脏中胆固醇增加,并可促进血液循环,具有防止动脉粥样硬化和血管变脆及降低血压等作用。香菇是高 K 因子食物,鲜品香菇的钾/钠比值(即 K 因子)为 14.28。干品香菇则更高,其含钾量(以每 100 克食部计)为 464 毫克,含钠量为 11.2 毫克,K 因子为 41.43。由此可见,香菇确是品质甚优的降血压食用菌。高血压患者经常服食香菇及香菇伍用的菜肴，可有助于降低血压。

食用香菇一般无特殊禁忌，但香菇性属黏滞，凡脾胃有寒、中焦湿滞者应慎服。有些毒蕈与香菇类似，如在野外采集应注意区别，以防止中毒。野生香菇与毒菇容易混淆，毒菇有80余种，有毒成分为毒蕈碱、毒蕈溶血素等，食之会中毒，严重者可死亡。

银 耳

研究表明，银耳所含的银耳多糖等活性成分，可增强机体的非特异和特异性免疫功能，有扶正固本的作用，能提高肝脏的解毒功能，起到保护肝脏的作用。银耳能改善肾功能，可降低血胆固醇和三酰甘油的含量，具有较好地防止动脉粥样硬化作用，并可增强血管的正常生理功能，促进血液循环，有助于降低血压。银耳是高钾食品，以每100克食部计算，含钾量高达1 588毫克，含钠量为82.1毫克，K因子为19.34，对防治高血压有较好的作用。银耳为中老年人的滋补佳品，对阴虚类型的高血压、动脉血管硬化及眼底出血等症，均有良好的治疗效果。

银耳食用前要用清水洗净，发足，撕碎，煮烂，以免未煮烂的大块银耳食后，经胃肠液浸泡而慢慢高度膨胀，堵塞肠腔引起肠梗阻。进食时应细嚼慢咽，切不可囫囵咽下。霉变的银耳不能食用，否则轻者发生头痛、腹胀、呕吐、抽搐和头晕，重者会引起中毒性休克而死亡。变质银耳呈黄色，质地呈腐败状，有明显的异味。风寒咳嗽和湿热生痰咳嗽患者忌食。

苹 果

研究表明,苹果确有较好的降血压作用,每 100 克苹果食部含钾量为 119 毫克,含钠量仅为 1.6 毫克,其 K 因子为 74.38,可见,苹果为高 K 因子食物,对高血压具有较好的食疗效果。为治疗高血压和实施减肥,每周可安排一次"苹果日",高血压患者可以在每周的"苹果日"吃 300~400 克苹果,而不吃别的食物,大约 5 个"苹果日"后,便可见血压下降。以后,可视血压的情况决定是否继续进行下 1 个疗程。

人体内过量的钠是引起高血压和脑卒中的重要因素之一。对 30 名高血压患者进行比较观察,一组吃苹果辅以治疗,一组不吃苹果,10 天后,吃苹果者比不吃苹果者的血压明显降低。苹果能防止血中胆固醇的增高,高血压、动脉粥样硬化症、冠心病患者,适宜长年不间断地食用苹果,至少每天吃 1~2 个中等大小的苹果,持之以恒,必见其效。

有资料报道,一位 36 岁的男性高血压患者 1 年前检测血压最高达 24.0/14.0 千帕(即 180/110 毫米汞柱),伴头晕、头痛。后来,在医生指导下,他停用一切降血压药物,改食苹果治疗,每日吃 2 个,坚持 1 年多,血压检测过程发现,逐渐降至 17.3~14.7/12.0~9.3 千帕(即 130~110/90~70 毫米汞柱)。

苹果中含糖较多,食后应注意清洁牙齿,以免出现龋齿。吃苹果最好去皮,因为苹果病虫害的防治主要依靠化学农药,果皮中的农药残留量较高。

山 楂

研究表明,山楂是高钾食品,每 100 克山楂食部含钾量

299 毫克,含钠量为 5.4 毫克,其 K 因子为 55.37,为高 K 因子食物,对高血压有较好的防治作用,临床观察也表明,山楂煎剂用于治疗高血压,有较好的降血压效果。山楂所含胡萝卜素、维生素 C 和维生素 E 等成分均相当高,由于所含的山楂酸、柠檬酸、苹果酸等活性成分,不仅可保护维生素 C 免受破坏,而且可促使其为保护血管细胞发挥更显著的作用。研究人员还发现,山楂的含钙量也较高,且钙指数(即钙/磷比值)＞2,不仅有利于钙的正代谢平衡,而且有助于降低血压。

山楂对心血管系统的疾病有医疗保健作用,国内外用山楂制成各种制剂,治疗高血压、冠心病、高脂血症等,均获得了明显效果。因此,中老年患有心血管系统疾病者可经常服食山楂及其制品,以增强机体的防御功能。

由于山楂含酸量高,消食化积祛瘀作用较强,过食会损伤脾胃,并易腐蚀牙齿表层的珐琅质。因此,食用山楂不可贪多,也不宜空腹食用,食后还应及时用清水漱口。

绿　豆

研究表明,绿豆是很好的高钾食物,不仅含钾量高,而且 K 因子高,每 100 克绿豆食部含钾量高达 787 毫克,含钠量为 3.2 毫克,其 K 因子达 245.94,可见绿豆的 K 因子已大大超过对降血压有效的界定范围(K 因子大于 10),具有很好的降血压作用。绿豆具有清热解毒、消暑利水、益气除烦、养心祛风的功效,这对防治高血压具有重要意义。绿豆还含有大量的维生素 E,每 100 克食部含维生素 E 高达 10.95 毫克,对血管的正常功能具有较强的保护作用;所含微量元素铁、锰、锌、铜、硒都相当高,不仅可增强血细胞的活力,而且可改善血液黏滞度,使血液循环的阻力减少,从而起到降低血压的作用。

脾胃虚弱之人不宜过多食用绿豆。熬绿豆汤时不宜使用明矾,否则会失去绿豆汤原有清香风味,而且使部分营养物质被破坏。此外,明矾在水溶液中加热还会产生有害的硫化物。中医学还认为,进温补药时一般不宜饮服绿豆,以免使温补药失去作用。

海 带

研究表明,海带具有降血压强心和抗动脉粥样硬化作用。海带含钙量高,每 100 克海带(干品)含钙高达 348 毫克,且为机体易于吸收的结合态钙,含磷量为 52 毫克,钙指数(即钙/磷比值)为 6.69,远远高于 1.50 的钙指数值,经常服食海带,可增加机体的钙吸收,有助于降低血压。降低膳食中的钙含量能引起血压升高,一贯低钙膳食,是造成高血压的重要原因之一。海带所含海带氨酸具有降血压作用,海带氨酸对麻醉兔静脉注射,可使血压短暂下降,且此作用不被阿托品阻断。海带氨酸亦能降血压,对离体兔心有轻度兴奋作用。国内已利用海带制成"拉敏灵"药物,供临床用于降血压。

脾胃虚寒者忌食。海带中含有一定量的砷。摄入过多的砷可引起慢性中毒,因此食用海带前,应先用水漂洗,使砷溶于水,浸泡 24 小时并勤换水,可使海带中的砷含量符合食品卫生标准。

紫 菜

紫菜所含营养成分品种多,含量也很丰富,尤其是富含胡萝卜素,每 100 克紫菜食部含胡萝卜素高达 1 370 微克。紫菜还含有二十碳五烯酸（EPA），有降低胆固醇，防止血栓形成的功效，故常食紫菜，对高血压合并动脉粥样硬化、高胆固醇血症的心脑血管病患者有一定疗效。紫菜的含锌量相当高，经常服食紫菜，可使人体得到锌的补充，不仅可改变人体的锌/镉比，而且可促排体内沉积的镉等有害微量元素，减少或阻断镉致人高血压的有害影响，直接有助于高血压的防治。因此，一年四季多吃些紫菜汤羹佳肴，不仅可降低血压，还能预防心脑肾动脉粥样硬化，和血养心，清烦涤热，是大有益于中老年朋友的。

紫菜性寒，故平素脾胃虚寒，腹痛便溏之人忌食。

牡　蛎

研究表明，牡蛎肉富含微量元素锌，以每100克牡蛎肉鲜品食部计，含锌量高达9.39毫克；牡蛎壳的含锌量也相当高，牡蛎肉或牡蛎壳可增加机体的含锌量，改变机体的锌/镉比值，降低并减少有害微量元素镉对人体的危害，可有效地控制和阻断镉致高血压，有利于改善和防治高血压，防止高血压脑病（如脑出血、脑卒中）的发生，或缓解其临床症状。牡蛎壳属祛病类延缓衰老药，由于它可平衡阴阳，所以有利于抗老防衰，防病益寿。牡蛎壳含钙量较高，补钙降血压是防治高血压的重要措施之一。老年人中钙磷代谢失衡者多见，又常有明显的缺钙现象，因此运用牡蛎补充钙质，不仅对调整老年人内环境的动态平衡有益，而且有助于降低血压。有资料报道，日本人也意识到牡蛎肉的保健作用，有学者进行过多项比较深入的研究，结果认为，经常煮食牡蛎肉可健脾胃、补虚弱、益气血。

牡蛎有益于人类保健,但在食疗应用中尚需注意的是,牡蛎性微寒,且为海洋类食药物,凡虚而有寒者忌用。"有癞疮不可食"牡蛎,这是千余年的经验教训,应该引起重视。

菊　花

研究表明,菊花含有多种活性成分,如腺嘌呤、胆碱、水苏碱等,还含有菊苷如矢车菊苷及黄酮类和多种氨基酸等。菊花所含挥发油主要为冰片、樟脑、菊油环酮等。菊花所含微量元素铁、锰、锌等均较高,铁可生血,锌可促使体内有害元素镉的排泄,减少致高血压的因素,而发挥防治高血压的作用。菊花的含钙量相当高,100克怀菊食部中含钙可高达234毫克,这在众多食物之中是少见的,与茶叶相近或相当。菊花含磷量为88毫克,其钙指数(即钙/磷之比值)为2.66,高于茶叶,易于为人体吸收利用。有研究报告表明,钙是控制高血压的一种重要营养剂,降低日常膳食中钙的摄取量会引起高血压。因而,每日坚持服食菊花饮品可源源不断地补充人体所需的钙成分,维持机体的正常钙平衡,不仅可使高血压患者的血压稳定地降下来,而且可维持正常的生理状态。

《御香缥缈录》中有一段记载,说的是慈禧爱吃白菊花,其具体做法是:先将花瓣放入矾水中浸泡1分钟,取出,用温水洗净,装在竹篮子里沥净水,煮食时,在小锅中放入原汁鸡汤,然后投入薄薄的鱼肉片,再加菊花,煮5～6分钟,揭盖后加入作料,即可食用。菊花的食用方法很多,白菊花、黄菊花均可入肴,尤以白菊花独占鳌头。白菊花除作饮料服用外,还可烹制以清淡见长的美味佳馔。我国南方制的菊花酱、菊花小吃料,也多取自白菊花。菊花与药食兼用之品配伍,可制成煎剂、汤饮，或羹，或散，用于临床治疗高血压，均有明显效果。

服用菊花防治高血压，贵在坚持，持之以恒，每日服食量以 10 克为宜，一般无特殊禁忌。菊花性凉，气虚胃寒，食少泄泻之病，宜少用之。

荷　叶

研究表明，荷叶含莲碱、荷叶碱、原荷叶碱、亚美罂粟碱、前荷叶碱、N-去甲基荷叶碱、D-N-甲基乌药碱、番荔枝碱、鹅掌楸碱、槲皮素、酒石酸、柠檬酸、苹果酸、葡萄糖酸、草酸、琥珀酸、鞣质；荷叶还含有抗有丝分裂作用的酸性成分。荷叶的药理实验研究不多，还有待开拓，据临床报道，连服 3 周荷叶煎剂，治疗高脂血症合并高血压患者 47 例，降胆固醇总有效率超过 90％。荷叶所含成分中，槲皮素可扩张冠状血管，改善心肌循环，并能短时间的降血压。据有关资料报告，荷叶的浸剂和煎剂在动物实验中能直接扩张血管，起到中等程度降血压的作用。

我国已故著名老中医邹云翔教授，生前撰文论述 4 种老年性疾病防治时说："高血压、心脏病患者若血脂过高，体质丰腴肥胖，体重一百七八十斤左右的，来我处就诊时，我经常于方剂中加用荷叶三钱，冬令可用干的，服数十剂后，体重可减轻十多斤，甚至血脂高达 600 毫克以上的，也能逐渐恢复正常。在夏令，可用鲜荷叶煮粥食之，或用鲜荷叶代茶，皆有效。"中医临证观察也表明，应用荷叶茶、荷叶粥，以及荷叶伍用的煎剂、汤饮防治高血压，均有较好的效果。

绿 茶

饮茶可以降血压,有利于防治高血压,已成为医药学家和广大群众的共识。现代医药学研究资料表明,茶叶的降血压机制有以下几点。

(1)茶叶中含有丰富的茶多酚(又称茶单宁),其含量为10%～20%,绿茶中含量较高,其组成物质多达30多种,绝大多数具有药理作用。茶多酚可增强毛细血管的功能,尤其是脂肪性食物吃得过多时,微血管的通透性会增大,脆性也随之增大,很容易引起破裂出血,而饮茶可增强微血管壁的韧性。茶多酚还可防止维生素C的氧化,有利于维生素C在体内的积累和利用。茶多酚还可抑制动脉粥样硬化,增强血管抵抗力。

(2)现代营养学研究表明,茶叶为高钾食品,以绿茶为例,每100克食部含钾量高达1 661毫克,含钠量28.2毫克,其K因子为58.90,绿茶的K因子远大于防治高血压的有效界定值(K因子大于10),由此可见,常饮绿茶有助于降低血压。研究人员还发现,珠茶、砖茶、甲级龙井、石槐花茶等K因子均大于50。红茶的K因子为142.20。铁观音的K因子为187.44,受检测的花茶K因子最高,达205.38,在饮用茶中,选择以上有关品种,均有较好的降血压功效。

(3)茶叶中含有丰富的维生素P(即芦丁),具有软化血管、降低毛细血管脆性、增强血管壁弹性的作用,并能扩张人体小血管,不仅可起到降低血压的作用,还能预防血压升高导致脑出血等病症。

(4)茶叶中含有少量的咖啡碱,可利尿、强心,并可扩张血管,有利于高血压的防治。

(5)茶叶中所含的氨茶碱等生物活性物质,具有扩张血管、促使血液循环通畅的作用,有利于降低血压。

(6)有学者认为,人体肾脏内微量元素镉的含量对锌含量的比值变化是引起高血压的重要原因之一。茶叶中锌的含量比咖啡高,镉的含量比咖啡低,这种比值变化有利于高血压的防治。

(7)国外研究报告,荷兰的研究人员对552名研究对象所做的长达25年的研究显示,喝茶可以预防脑卒中,一天喝茶在4.7杯以上的人比喝茶不到2.6杯的人,其脑卒中的概率少69%。这是因为茶中含有丰富的类黄碱素的缘故,经美国学者傅渥茨表明,类黄碱素是一种类似维生素的物质,能抑制人体内的氧化作用,延缓细胞的衰老。

饮茶对防治高血压的功效是肯定的。对30岁以上的5 428人按饮茶习惯进行了高血压的调查发现,喝茶者患高血压只占6%,而不喝茶者则高达10%以上。事实说明,经常饮茶确有防治高血压的功效。研究表明,茶叶之所以具有改善心血管生理功能的效果,主要是茶叶所含维生素P的作用。尤其是儿茶素类多酚物质能改善微血管壁的渗透性能,故可有效地增强血管的抵抗能力,起到生物氧化剂的作用,防止血管壁膜类物质的过氧化,从而防止血管硬化;可以降低血液中的中性脂肪和胆固醇,促使体内纤维蛋白的溶解作用增大,有效地防止血凝,不致造成血栓、血瘀而形成冠状动脉粥样硬化。

茶叶中含有2%～4%的咖啡碱。此外,尚含少量的茶碱和可可碱,均能溶于热水中。饮茶所起的兴奋作用的主要是咖啡碱。由于咖啡碱能兴奋中枢神经,增强大脑皮质的兴奋过程,从而可达到振奋精神、增进思维、提高效率之目的。试验表明,饮茶能提高分辨能力及触觉、味觉和嗅觉,咖啡碱尤具利尿、解毒、平喘、强心、扩张血管之功能。因此,饮茶有利于防治高血压性头痛、增加胃液分泌、增进食欲、帮助消化、调节脂肪代谢等。

茶叶中的矿物质若以百分计算,占 4％～6％,其中 50～60％可溶于水,能被人体吸收利用。主要成分钾盐占 50％。其次是钙、镁、铁、锰、铝等,还有铜、锌、钠、硼、硫、氟等微量成分。这些元素大部分是人体所必需的。有人测析,每天喝 5～6 杯茶,某些矿物质少则可以满足人体需要量的 5％～7％,多则可满足 50％。特别应当提到的是,每 100 克茶叶中含有 10～15 毫克氟,而 80％的氟又可溶于茶汤。因此,每天若喝 10 克茶叶即可获得 1 毫克的氟。

不过,值得注意的是,饮茶一般不宜过浓。患高血压、心脏病的人宜少喝浓茶,否则可能会诱发心动过快,血压增高。

(三)食疗与药膳

1.药茶

(1)白菊花茶:白菊花 10 克。将白菊花放入杯中,用沸水冲泡,加盖焖 10 分钟,当茶频饮,一般冲泡 3～5 次,每日 1 剂。具有清肝热,平肝阳,明目的功效。适用于肝火亢盛、肝阳上亢型早期高血压。

（2）罗布麻叶茶：干罗布麻叶15克。将罗布麻叶放入杯中，用沸水冲泡，加盖闷15分钟，当茶频饮，一般可冲泡3～5次，每日1剂。具有平肝清火，强心利尿的功效。适用于肝阳上亢型早期高血压。

（3）柿叶茶：干柿叶10克（鲜品20克），蜂蜜5克。每年7～9月收集柿叶，晒干研成粗末备用。将柿叶末放入杯中，用沸水冲泡，加盖闷10分钟；把柿叶茶倒入另一杯中，加蜂蜜，搅匀后当茶频频饮用，一般冲泡3次，每日1剂。具有平肝凉血，清火降血压的功效。适用于肝火亢盛、肝阳上亢型高血压。

（4）葛根茶：葛根500克。春秋两季采挖，切片，晒干或制干，研成粗末，分装于滤纸袋中，每袋重20克备用。将葛根滤纸袋放入茶杯中，用沸水冲泡，加盖闷10分钟，当茶频饮，一般可冲泡3～5次。具有降血压，解痉的功效。适用于各种类型高血压，对高血压伴有头痛、颈项强痛者尤为适宜。

（5）决明子茶：决明子30克，绿茶2克。先将决明子放入锅中，用小火炒至微黄（勿焦），与绿茶同入杯中，用沸水冲泡，加盖闷10～15分钟，频频饮用，一般可冲泡3～5次，每日1剂。具有清肝明目，降脂通便的功效。适用于肝火亢盛型高血压、高脂血症，对合并大便干结者尤为适宜。

（6）三子茶：青葙子5克，茺蔚子5克，牛蒡子10克。将以上3味同入杯中，用沸水冲泡，加盖闷15分钟，代茶频饮，一般冲泡3～5次。具有清肝火，明目的功效。适用于肝火亢盛型早期高血压。

（7）桑叶菊花茶：桑叶6克，野菊花5克。将桑叶研成粗末,与野菊花同入杯中,用沸水冲泡,加盖闷15分钟,代茶频饮,一般冲泡3～5次。具有平肝明目,清肝泻火的功效。适用于肝阳上亢、肝火亢盛型高血压。

(8)芹菜鲜汁茶:新鲜芹菜(包括根、茎、叶)500克。将芹菜洗净,晾干,放入沸水中烫泡3分钟,捞出切成细段,捣烂取汁,代茶分3次饮用。具有平肝降血压的功效。适用于高血压,对肝阳上亢型早期高血压患者尤为适宜。

(9)玉米须茶:玉米须50克(鲜品100克)。将玉米须洗净,入锅加水500毫升,用小火浓煎成250毫升,代茶频饮,每日1剂。具有清热利水,降血压的功效。适用于高血压患者,对合并水肿、小便不畅的高血压患者尤为适宜。

2.药粥

(1)大蒜粥:紫皮大蒜30克,粳米100克。将大蒜去皮,洗净,放入锅内沸水中,煮2分钟捞出;然后将淘净粳米放入蒜水中,慢火烧煮成稀粥,再加大蒜煮至粥稠即可。每日早晚各1次,空腹热食,10～15天为1个疗程,间隔6～8天,再行第二个疗程。具有消炎杀菌,止泻利尿,降脂降血压的功效。适用于高血压、高脂血症等。凡胃炎或胃及十二指肠溃疡患者不宜服食。

(2)丹参粥:丹参30克,大枣3枚,糯米50克,红糖适量。将丹参煎水取浓汁,去渣,入糯米、大枣加水如常法煮成稠粥,加红糖调味,每日2次,温热服食,10天为1个疗程,隔3天再服。具有活血祛瘀的功效。适用于冠心病、高血压。

(3)淡菜皮蛋粥:淡菜50克,皮蛋1个,粳米50克,食

133

盐、味精各适量。皮蛋、淡菜、粳米分别洗净,一同加水煮粥,加食盐、味精调味,每日早晚温热服用。具有补益肝肾,益精血,除烦降火的功效。适用于高血压等。

(4)豆腐芹菜粟米粥:豆腐60克,芹菜50克,粟米150克,食盐适量。将芹菜洗净,切碎。淘洗干净的粟米放入砂锅中,加清水适量,用大火煮沸,再用小火煮成粥,调入切成小丁的豆腐和芹菜末,继续焖煮5分钟,加食盐调味即成。每日早晚温热服用。具有健脾益气,降血压减肥的功效。适用于高血压等。

(5)豆浆粥:豆浆500毫升,粳米50克,白糖适量。将豆浆与淘洗干净的粳米一同放入砂锅中,用旺火煮开后转用小火熬煮成稀粥,以表面有粥油为度,加入白糖即成。每日早晚餐温热服用。具有补虚润燥,利咽止咳的功效。适用于高血压、高脂血症、冠心病等。

(6)豆汁米糊粥:粳米100克,黄豆20克。用水将黄豆泡软,加水磨成豆浆,用纱布滤去豆渣;粳米淘净后用水泡过,磨成糊,用纱布滤去米渣。锅内加水适量,煮沸后加入豆浆,再沸时撇去浮沫,又沸,边下粳米糊边用勺向一个方向搅匀,开锅后撇沫,继续搅拌并煮5分钟以上,每日早、晚分食。具有益气健脾,补虚祛脂,降血压降血糖的功效。适用于高血压、高脂血症等。

(7)海带粥:海带50克,粳米100克。将海带用水浸泡半天,洗去咸味,切细,与淘洗干净的粳米一同入锅,加1000毫升水,用大火煮开后转用小火熬煮成稀粥,适当加油、盐调味即成。日服1剂,分早晚2次温热食用。具有软坚散结,利水消肿,降血压降脂的功效。适用于高血压等。脾胃虚寒有湿

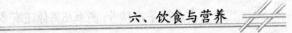

及活动性肺结核患者均不宜服用。

(8)海蜇粥：海蜇皮 100 克，荸荠 100 克，白糖 150 克，糯米 100 克。将海蜇皮切成细丝，用清水浸泡，漂去异味后挤干水分待用。荸荠、海蜇皮、糯米一同放入锅内，加清水置大火上煮开，转用小火熬煮成粥，放入白糖即成。日服 1 剂，分次食用。具有降血压，软坚化痰的功效。适用于高血压等。

(9)黑豆薏苡仁粥：黑豆 100 克，薏苡仁 60 克。将黑豆、薏苡仁分别淘洗干净，一并放入锅内，加清水适量，先以大火煮沸，再改用小火煮 1 小时左右，以黑豆熟烂为度，调味分早晚餐食用。具有补肾强筋，利水减肥的功效。适用于高血压。

(10)黑木耳桑椹猪肝粥：黑木耳 30 克，桑椹 12 克，猪肝 75 克，粳米 100 克，食盐、味精各适量。黑木耳泡发，洗净，去蒂，撕成小瓣；桑椹洗净，去杂质；猪肝洗净，切成薄片。粳米淘洗干净，放入锅内，加清水适量，置大火上煮沸，撇去浮沫，再加入桑椹、猪肝，如常规煮粥，粥熟，加黑木耳稍煮，加食盐、味精调味即成。早餐食用，每日 1 次。具有补肝肾，益气阴，降血压的功效。适用于高血压等。

3.汤羹

(1)白果银耳汤：干银耳 25 克，白果 50 克，鲜汤 1 500 毫升，黄酒 50 毫升，食盐 6 克，味精 1 克，生姜片 15 克，葱段 10 克。将银耳用温水泡发，洗净，撕碎；白果去壳取种仁，洗净待用。银耳装入大碗内，注入鲜汤，以湿绵纸封严碗口，上笼蒸 2 小时，取出加入白果仁、生姜片、葱段、食盐，再将碗口封严，上笼继续蒸 40 分钟，取出后放入味精调味即可。佐餐食用。具有敛肺止咳,滋阴润肺的功效。适用于高血压等。

(2)荸荠黑木耳羹:荸荠150克,水发黑木耳100克,酱油、白糖、醋、植物油、鲜汤、湿淀粉各适量。将黑木耳去杂,洗净,沥干水分,撕成片;荸荠洗净,去皮,切片。炒锅上火,放油烧至七成热,将黑木耳、荸荠同时下锅煸炒,加酱油、白糖、鲜汤,煮沸后用湿淀粉勾芡,加入醋调匀,装盘即可。佐餐食用。具有降血压,明目的功效。适用于高血压等。

(3)蚕豆羹:蚕豆60克,薏苡仁30克,红糖20克。将蚕豆、薏苡仁分别淘洗干净,晒干或烘干,将其研成细粉,与红糖拌和均匀,一分为二,分装在2个绵纸袋里,瓶装备用。每日2次,每次1包,用刚煮沸的开水冲泡,调拌成羹糊食用。具有补益脾胃,清热利湿的功效。适用于高脂血症、冠心病、高血压。

(4)草决明海带汤:海带20克,决明子10克。海带洗净,切丝;草决明洗净,去杂。以上2味加清水2碗,煎至1碗。代茶饮。具有清肝明目,化痰解毒的功效。适用于高血压等。

(5)草莓羹:鲜草莓250克,白糖30克,土豆粉、食盐各适量。将草莓洗净,用淡盐水浸泡后取出,沥干水分,捣烂待用。锅上火,放入清水、白糖煮沸,用冷水将土豆粉调好,再用土豆粉汁勾芡,待煮沸后起锅,加入草莓泥,拌匀晾凉后。每日早晚分食。具有解暑生津,健脾助食的功效。适用于高血压等。

(6)莼菜羹:莼菜250克,冬笋25克,香菇20克,榨菜15克,香油、食盐各适量。将莼菜去杂物,洗净,切段;冬笋、香菇、榨菜分别切丝。锅中放入鲜汤,煮沸加入冬笋丝、香菇丝、榨菜丝,同煮至沸,再加入莼菜,汤沸后加食盐,出锅后淋上香油即可。佐餐食用。具有清热降血压的功效。适用于高血压。

(7)东坡羹：新鲜荠菜 200 克，米粉 50 克，豆粉 20 克，蜂蜜 20 克。将鲜荠菜除去根须、杂物后洗净，入沸水锅焯 1～2 分钟，取出沥水，切碎成细末，拌入少许植物油及生姜末，调和均匀，置碗中备用。锅置火上，加水用大火煮沸，缓缓调入米粉和豆粉，煨至黏稠时，加入荠菜细末，边搅动边拌和，羹将成时停火，放入蜂蜜和匀即成。煨羹中也可加酸梅 10 枚。每日早、晚分食。具有补肝肾，益心脾，调中开胃，利水降血压的功效。适用于高血压。

(8)冬瓜草鱼汤：冬瓜 500 克，草鱼 250 克，黄酒、食盐、葱段、生姜片、植物油各适量。将草鱼去鳞、鳃、内脏，洗净；冬瓜去皮、瓤后切块。炒锅加油烧热，放鱼稍煎，加入黄酒、冬瓜、食盐、葱、生姜、清水，煮至鱼熟烂入味，拣去葱姜即可出锅，佐餐食用。具有清热解毒，利水消肿，降血压降脂的功效。适用于高血压等。

(9)西红柿银耳羹：西红柿 250 克，银耳 50 克，冰糖适量。将银耳用水泡发，洗净，然后放入砂锅中，加水熬至浓稠；再将西红柿洗净去皮，切碎捣烂，放入银耳羹中，加白糖调味即可。佐餐食用。具有滋阴降火的功效。适用于高血压等。

(10)海参羹：水发海参 100 克，水发香菇 20 克，笋片 20 克，熟火腿末 10 克，黄酒、食盐、味精、葱段、生姜片、胡椒粉、猪油、鸡汤各适量。水发海参、香菇分别洗净，将二料切碎。锅中放油烧热，放入葱、生姜煸香，倒入鸡汤，再捞去葱姜，然后加入海参、香菇、笋片、食盐、黄酒、味精，煮沸用湿淀粉勾芡，撒上火腿末及胡椒粉即可。佐餐食用。具有滋阴补血，降血压的功效。适用于高血压等。

4.菜肴

(1)八宝菠菜:菠菜1 250克,炒花生仁30克,生姜10克,熟猪肉20克,五香豆腐干20克,净虾皮10克,葱10克,食盐2克,味精0.5克,醋2毫升,香油10克。将菠菜去杂,洗净,连根投入沸水锅中,翻一个身即捞出沥水,稍冷,理齐后切成碎末,稍挤水,放入盘中;将炒花生仁去皮,碾成小粒;生姜、葱、熟猪肉、五香豆腐干,均切成碎末,然后与菠菜末、虾皮、花生碎等一同拌匀,再加味精、食盐、香油、醋,调拌均匀即可。佐餐食用。具有敛阴润燥,通利肠胃。适用于便秘、高血压。

(2)八宝香瓜:香瓜1个,白糖、淀粉各25克,熟莲子、蜜枣、青梅、龙眼肉、核桃仁、金橘饼、植物油、桂花酱各适量。在香瓜的一面开一方洞,去瓤,洗净;锅上火,放油烧热,投入整香瓜炸透捞出,沥油;将莲子、枣、青梅、核桃仁、龙眼肉、金橘饼洗净后均切成小丁,加入桂花酱拌成馅;将馅塞入香瓜内,加一半白糖,盖上盖,口朝上装碗,上笼蒸熟,取出,晾凉;锅上火,加入另一半白糖,用淀粉勾芡,加入桂花酱后,浇在香瓜上即可。佐餐食用。具有解暑降血压的功效。适用于高血压等。

(3)扒猴头:水发猴头菇500克,猪肋条肉250克,生鸡腿250克,青菜心50克,冬笋片25克,鲜汤300毫升,鸡蛋清2个,黄酒、生姜汁、酱油、葱段、生姜片、熟火腿片、干淀粉、湿淀粉、植物油各适量。将猴头菇剪去根,顺毛切成片,放入沸水锅中略焯,捞出,沥干水,放入盘内,加葱段、生姜片、味精、黄酒、鲜汤、食盐拌匀,入笼蒸约 30 分钟,取出,去葱段、生姜片,滗去汁,用白纱巾摄干水;鸡蛋清放入碗内,加干淀粉、清水适量调匀成糊,将猴头菇片逐一挂上糊,入沸水锅中焯熟捞出,沥干水。炒锅上大火,将火腿片、冬笋片在锅底对称铺好,放入鲜汤,下猴头菇片,盖上洗干净的猪肋条肉、生鸡腿,加黄酒、生姜汁、食盐、味精、青菜心,盖上盖,改用小火煮透,揭开盖,拣出鸡腿、猪肋条肉(用作它用),再改用大火收稠卤汁,用湿淀粉勾芡,出锅装盘,佐餐食用。具有滋阴补血,降血压的功效。适用于高血压等。

(4)扒芦笋鲍鱼:罐头芦笋 5 根,罐头鲍鱼 150 克,熟火腿末 15 克,黄酒、食盐、味精、植物油、鲜汤、湿淀粉各适量。将芦笋每根切为 3 段,鲍鱼切条,相间摆在盘中,加黄酒上笼蒸 10 分钟左右取出,滗去汤汁。油锅烧热,加鲜汤、味精、食盐、黄酒煮沸,调好口味,用湿淀粉勾芡,浇在芦笋和鲍鱼上,撒上火腿末即可。佐餐食用。具有滋阴清热,益精,降血压的功效。适用于高血压等。

(5)白茅花煨猪鼻:猪鼻 1 个,白茅花 25 克,蘑菇 50 克,荠菜 30 克,葱丝、食盐、酱油、味精、胡椒粉、醋、鲜汤、香油各适量。将猪鼻刮洗干净,切成柳叶形薄片,放入开水锅内汆透捞出,放入碗内,用酱油、葱丝、香油腌拌 2 分钟;嫩白茅花去梗洗干净;将荠菜择洗干净,放开水锅内焯一下,捞出切段;蘑菇洗净,切成长条。锅烧热,加入清汤、食盐、味精,煮开后放入猪鼻肉片、蘑菇、白茅花、荠菜,煮熟后捞出放入碗内;将锅内汤煮开,撇去浮沫,加醋;胡椒粉、香油冲入碗内即可。佐餐食用。具有清热凉血,降血压的功效。适用于高血压等。

(6)百合发菜卷:百合(干)25 克,发菜 20 克,豆腐皮 3

张,豆腐100克,净荸荠50克,红萝卜100克,食盐3克,味精3克,生姜5克,黄酒25毫升,面粉60克,葱10克,香醋12毫升,番茄酱20克,白糖10克,发酵粉2克,粳米粉60克,植物油1000克(实耗约80克)。将百合碾粉;发菜用水泡发,漂洗捞出,放进炒锅里加姜、葱、黄酒,煮15分钟,捞出姜、葱,汤不用;面粉、粳米粉、白糖及熟植物油、发酵粉,加水调成稠面糊,准备粘卷子用;红萝卜入沸水焯熟、剁碎,豆腐压成蓉,荸荠剁碎,加入百合粉、焯过的发菜、食盐、味精搅成卷子馅料;豆腐皮放案板上,裁成12厘米宽的条,用馅料卷起一条条发菜卷子,粘上稠面糊放在蒸格上,入蒸笼蒸15分钟取出,切成4厘米长的段;炒锅放大火上入油,将百合发菜卷黏上脆面粉炸至金黄色捞起装盘,配番茄酱、香醋即可佐餐食用。具有除湿去湿,利尿降血压的功效。适用于高血压。

(7)拌彩丝:水发海带250克,红椒30克,青椒30克,生姜10克,味精、食盐、白糖、酱油、醋、蒜蓉、香油各适量。将海带洗净,切成细丝,放入沸水内焯2分钟,用冷水冲凉,控去水分;把红、青椒去籽,洗净,切细丝,放入沸水内焯一下,捞出,用凉水冲凉,控去水;生姜切丝。把4种丝码放在盘内,放酱油、白糖、食盐、醋、味精、蒜蓉,拌匀,淋上香油即可。佐餐食用。具有祛脂降血压,软坚散结的功效。适用于高血压等。

(8)拌干丝:百叶150克,罐头芦笋100克,红柿子椒10克,食盐、味精、胡椒粉、香油、葱花、生姜丝各适量。将百叶切成细丝,用开水烫一下;将芦笋和柿子椒切成细丝。以上3种细丝放入大碗中,加入食盐、味精、胡椒粉、香油、葱花、生姜丝一起拌匀,装盘即可佐餐食用。具有防癌抗癌,降低血压的功效。适用于高血压、糖尿病等。

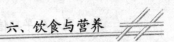

(9)拌海蜇：鲜海蜇 250 克，芫荽、韭菜、青椒、食盐、酱油、醋、芝麻酱、蒜泥各适量。将鲜海蜇用冷水洗净，切成丝，再用凉开水洗一次，捞出沥水放盘内；将芫荽、韭菜、青椒分别去杂洗净切末；芝麻酱加盐水调成稀糊；将醋、麻酱、蒜泥、酱油放在海蜇上，再撒上青椒、韭菜、芫荽末于上面，拌匀即可佐餐食用。具有清热解毒，化痰软坚，降血压。适用于便秘、高血压等。脾胃虚寒者少食用。

(10)拌双耳：水发银耳 100 克，水发黑木耳 100 克，食盐、味精、香油各适量。将银耳去杂，洗净，撕成小片；黑木耳去杂，洗净，撕成小片。将银耳、黑木耳入沸水锅焯透，捞出沥干水分，放盘内，加上食盐、味精、香油拌匀即可佐餐食用。具有益气润肺，和血养荣，护眼明目的功效。适用于高血压、便秘等。

5.主食

(1)豆腐蛋花汤面：豆腐 400 克，面条 250 克，鸡蛋 1 个，黄瓜 50 克，食盐、味精、胡椒粉、醋、鸡汤各适量。豆腐切条；黄瓜洗净，切条；面条下入沸水锅内，煮至八成熟捞出。锅内放鸡汤煮沸，放入面条、豆腐煮沸；将搅匀的鸡蛋下锅内，再放入食盐、味精、胡椒粉，黄瓜条，煮沸即可作主食食用。具有清热止渴，祛瘀降血压。适用于高血压等。

(2)海带粳米饭：粳米 500 克，水发海带 100 克，食盐适量。粳米拣去杂物，淘洗干净；海带放入凉水盆中洗净泥沙，切成小块。锅置火上，放入海带块和水，大火煮沸 5 分钟左右，煮出滋味，随即放入粳米和食盐，再煮开后，不断翻搅，煮

8～10分钟,待米粒涨发、水快干时,盖上锅盖,用小火焖10～15分钟至熟,即可作主食食用。具有软坚化痰,利水降血压的功效。适用于高脂血症、冠心病、高血压等。

(3)海鲜汤饭:蚝豉、鱿鱼各200克,蛤蜊、大虾各6只,嫩笋1支,生姜片5克,芹菜50克,胡椒粉1克。将蚝洗净,鱿鱼切花再切片,笋切丝,生姜切丝,芹菜切段;将蛤蜊用清水冲洗3次,再放入盐水中泡养2小时,取出洗净。锅内放5碗水(或鲜汤),煮沸后放入笋丝煮2分钟,依次放入鱿鱼、蛤蜊、虾、蚝豉。全部用料煮熟后,加食盐,再撒上胡椒粉,淋在白饭上即成,随量食用。具有滋阴清热的功效。适用于高血压等。

(4)花生鸡丁炒米饭:花生仁30克,鸡丁50克,米饭100克,植物油、葱、食盐各适量。花生仁用沸水浸泡,去皮,用油炸香;鸡丁用油滑透,捞起;葱切花;米饭装入碗内。炒锅置大火上烧热,加入植物油,六成热时,下入葱爆香,放入鸡丁、米饭和炸花生仁,撒食盐,炒匀即成,随量食用。具有软化血管,降低血压的功效。常食此膳可预防动脉粥样硬化及高血压的发生。

(5)口蘑鸡蛋面:面粉300克,口蘑25克,鸡蛋3个,青菜心2棵,鲜汤1 000毫升,食盐3克,味精2克,鸡油10克,黄酒15毫升,香油10克。将面粉与鸡蛋和匀,加适量的水揉和,使其成为硬韧的面团,再将面团擀成薄片,叠起并切成韭菜叶宽的面条;将口蘑洗净,用冷水泡发1小时,切成与面条相同宽度的丝,将泡口蘑的水(取清液)倒入锅内,煮沸后投入面条,煮熟后加入口蘑丝、青菜心、食盐、黄酒、味精、香油,煮沸片刻再淋上鸡油即可。随量食用。具有补益气血,滋阴润燥,养心安神的功效。适用于高血压等。

（6）麦冬牡蛎烩饭：粳米饭 500 克，牡蛎肉 100 克，海带 25 克，香菇 15 克，芹菜 50 克，麦冬 15 克，食盐、酱油、植物油各适量。将牡蛎肉洗净，洗肉水澄清待用；海带、香菇泡发，洗净，切条；芹菜去老叶和柄，洗净叶柄，切小段；麦冬洗净，煎汁待用。炒锅加油烧热，倒入澄清的洗牡蛎水，煮沸后下牡蛎、海带煮至牡蛎熟，加食盐、酱油再煮一段时间，放入香菇、芹菜煮沸，随即放入粳米饭、麦冬及煎汁（如汤少可添少许水），推匀煮沸即可。作主食食用。具有轻坚散结，清热利水，镇咳平喘，祛脂降血压的功效。适用于高血压、高脂血症。

（7）木耳豆面饼：黑木耳 30 克，黄豆 200 克，大枣 200 克，面粉 250 克。将黑木耳洗净，加水泡发，用小火煮熟烂；黄豆炒熟，磨成粉；大枣洗净，加水泡涨，置于锅内，加水适量，用旺火煮开后转用小火炖至熟烂，用筷子剔除皮、核。将大枣糊、木耳羹、黄豆粉一并与面粉和匀，制成饼，在平底锅上烙熟即可。作主食食用。具有益气健脾，润肺养心的功效。适用于高血压、便秘等。

（8）奶汤茭白汤面：面条 250 克，茭白 200 克，白菜心 25 克，奶汤 300 毫升，食盐、植物油、鸡油、黄酒、葱花、生姜末各适量。将茭白去皮，切成滚刀块，放入开水中煮几分钟，取出，沥干水分；白菜心切小块。炒锅上火，放油烧热，放葱花、生姜末煸出香味，加白菜心煸炒至断生时，烹入黄酒，加奶汤、食盐、味精，煮开后下入面条煮熟，把茭白块放入汤内再煮开，淋入鸡油即可作主食食用。具有清热降血压的功效。适用于高血压等。

（9）柿饼饭：柿饼 100 克，粳米 250 克。将柿饼洗净，去蒂，切碎。将粳米洗净，放入碗中，加入柿饼粒，用手拌匀，再加清水,上笼蒸成干饭即可作主食食用。具有养胃止呕,健脾降血压的功效。适用于高血压、冠心病等。

(10)柿饼糯米蒸饭:柿饼 50 克,糯米 250 克,白糖 30克。将柿饼洗净,切成小方丁待用。糯米淘洗干净后与柿饼拌匀,置于饭盒内,加入清水适量,再上笼蒸约 40 分钟,取出后加糖即可作主食食用。具有健脾益胃,降逆止呕的功效。适用于高血压等。

6.饮料

(1)保肾酒:茯苓 60 克,干地黄 120 克,山茱萸 60 克,山药 60 克,泽泻 60 克,牡丹皮 60 克,桂枝 30 克,干姜 240 克,米酒或高粱酒 3 000 毫升。上述各药切碎,与酒同放入大口瓶中密封浸泡,3 个月后即可启封饮用,每日睡前饮 1 小杯。具有滋阴养血,补益肾脾的功效。适用于高血压等。

(2)花生山楂牛奶饮:花生仁 100 克,山楂、杏仁各 25克,牛奶 250 毫升,冰糖 10 克。将花生仁磨成浆,山楂切片,杏仁打粉,冰糖打碎。牛奶放入炖杯内,加入花生仁浆、山楂片、杏仁粉、冰糖屑,炖杯置中火煮沸即可,每日 1 剂,早餐饮用。具有补气血,降血压的功效。适用于高血压等。

(3)绿豆豌豆蜂蜜糊:绿豆 50 克,豌豆 50 克,蜂蜜 30克,湿淀粉适量。将绿豆、豌豆分别去杂后洗净,同入砂锅,加水适量,大火煮沸后,改用中火煮至熟烂,呈开花状,以湿淀粉勾芡成糊,停火,加入蜂蜜,拌和均匀即成,每日早晚分食。具有益气除烦,利湿降血压的功效。适用于高血压等。

(4)苹果玉米糊:苹果 2 个,玉米粉 50 克,红糖 20 克,红

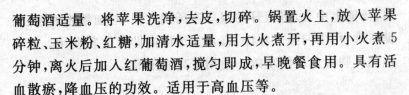

葡萄酒适量。将苹果洗净,去皮,切碎。锅置火上,放入苹果碎粒、玉米粉、红糖,加清水适量,用大火煮开,再用小火煮5分钟,离火后加入红葡萄酒,搅匀即成,早晚餐食用。具有活血散瘀,降血压的功效。适用于高血压等。

(5)双耳酒:银耳20克,黑木耳20克,糯米酒1 500毫升,冰糖30克。将银耳和黑木耳用温水泡发,沥干,切丝。另将糯米酒用小火煮沸,加入双耳丝,煮约30分钟,取下冷却后密封,浸泡24小时后滤渣,加入冰糖,混匀即可佐餐饮用。具有益气补脑,降血压活血的功效。适用于高血压、贫血等。

(6)西瓜酒:西瓜1个(2 500克),葡萄干100克。将西瓜外表皮洗净,抹干,从瓜蒂部切下一小块当作盖子,掏一小洞,把洗净的葡萄干放进去,立刻盖好,用竹签扎紧口,瓜外面用黄泥糊严,放阴凉处,也可直接放入冰箱中冷藏,2日后瓜内满是蜜水,略带葡萄酒的醇香,即可饮用,每日2次,每次饮100毫升。具有除烦利尿,熄风降血压的功效。适用于高血压、冠心病等。

(7)西瓜酪:成熟西瓜1 500克,白糖250克,琼脂40克。将西瓜洗净揩干,切开,拣去瓜子,捣碎,用纱布滤汁,放入锅中;琼脂洗净,切成小段,放入瓜汁中,加入白糖约50克,上火,待琼脂煮化,搅匀,离火凉透,凝结成冻,即成西瓜酪;取锅加适量水和白糖,煮沸,倒入容器内凉透;把西瓜酪切成菱形块装盘,在盘子边浇上糖水,置于冰箱内冷冻即可经常饮用。具有清暑降血压,生津开胃的功效。适用于高血压等。

(8)银耳酒酿:银耳20克,糯米酒酿100克,白糖适量。将银耳放入温水中浸泡至回软,摘去根蒂,再入温水中浸泡至软糯捞出,放入大汤碗内,加清水适量,放白糖,上笼蒸透取出;汤锅上中火,将蒸好的银耳连汤倒入锅中,加糯米酒酿、白糖煮沸,用手勺撇去浮沫,盛入大汤碗内即可佐餐食用。具有滋阴补脾降血压的功效。适用于高血压等。

7.果蔬汁

(1)白菜苹果汁:白菜 300 克,苹果 200 克,柠檬 2 片,冰块 2～3 块。苹果洗净,切成黄豆大小的丁;将白菜叶洗净,用开水焯一下,切碎;柠檬切成薄片;在玻璃杯中放入冰块,将白菜碎、苹果丁放入捣碎出汁,用纱布过滤,注入盛有冰块的杯内。柠檬可连皮放入两层纱布中,挤出汁,加入果蔬汁内,搅匀饮用;也可直接将整片柠檬放入搅匀的混合果蔬汁上饮用。调味以咸味较为合适。当饮料饮用。具有降脂降血压的功效。适用于高血压等。

(2)包心菜苹果汁:包心菜 100 克,胡萝卜 100 克,苹果 100 克,蜂蜜酌量。苹果去皮,将所有原料一同倒入果汁机中制汁 200 毫升,每天饮 2～3 次,一日饮 400～600 毫升。具有生津止渴,降血糖,降血压的功效。适用于糖尿病、高血压。

(3)荸荠海带汁:鲜荸荠 500 克,海带 50 克。将荸荠、海带洗净,去皮,切碎,置锅内煮开,冷却后当饮料饮用。具有降血压的功效。适用于高血压。

(4)草莓柠檬汁:草莓 250 克,柠檬汁 15 毫升,蜂蜜 30 克,凉开水 100 毫升。将草莓洗净,放入果汁机内,再加入凉开水,搅汁后过滤,然后与柠檬汁和蜂蜜混匀可上下午分饮。具有清热生津,润肠通便的功效。适用于冠心病、高血压、习惯性便秘等。

（5）冬瓜蜂蜜汁：冬瓜 500 克，蜂蜜 30 克。将冬瓜洗净，去子及外皮，连冬瓜瓤一起切碎，放入家用果汁机中，快速绞打成浆汁，用洁净纱布过滤，收取汁液，放入杯中，调入蜂蜜即成，每日早、晚分饮。具有清热通便，利水降血压的功效。适用于高血压、习惯性便秘。

（6）番茄汁：新鲜番茄 300 克，白糖 10 克。将新鲜、成熟的番茄洗净，用开水烫软去皮，然后切碎，用清洁的双层纱布包好，将番茄汁挤入碗内，加白糖调味，用温开水冲调即可饮用，每日上、下午分饮。具有平肝凉血，生津止渴，软化血管的功效。适用于高血压等。

（7）海带根苹果汁：苹果 1 个，海带根 5～6 个，油菜 50 克，芹菜 40 克，柠檬 1/2 个。海带根用 70 毫升凉开水浸泡一晚；苹果去皮，与油菜、芹菜一同榨汁，加入泡海带的凉开水和柠檬汁，经常饮用。具有降血压的功效。适用于高血压等。

（8）胡萝卜无花果汁：胡萝卜 100 克，无花果 250 克，柠檬 80 克，凉开水适量。将胡萝卜洗净，去皮，切成小块，放入蒸锅中蒸至软烂后，放入榨汁机中搅碎，加入 1～2 倍的水继续搅打 2 分钟后，用白纱布过滤取汁；将无花果洗净，去皮，放入榨汁机榨汁；将柠檬榨汁后放入榨好的胡萝卜汁内；加入无花果汁一起搅匀后即可，当饮料饮用。具有降血压的功效。适用于高血压。

（9）韭菜生菜苹果汁：韭菜 250 克，生菜 150 克，苹果 100 克，柠檬汁，菠萝汁各 10 毫升，蜂蜜 10 克。将韭菜、生菜、苹果洗净后，切成小块，然后一起放入榨汁机内，加适量冷开水压榨出汁并注入杯内，加入菠萝汁、柠檬汁和蜜，调匀即可。当饮料饮用。具有降血压，润肠的功效。适用于高血压，便秘等。

（10）包心菜芹菜汁：包心菜500克，苹果1个，芹菜5根，柠檬汁少许。将苹果、包心菜、芹菜洗净，切成碎块，分别放入果汁机中榨汁，然后将三汁混匀，调入柠檬汁即可当饮料饮用。具有降血压的功效。适用于高血压。

七、运动锻炼

（一）运动的意义

运动是非药物治疗高血压的主要手段之一，可以调节自主神经，降低交感神经的兴奋性。有研究表明，运动能调整大脑皮质的兴奋与抑制过程及改善机体主要系统的神经调节功能；运动能降低毛细血管、微动脉及小动脉的张力，调节血液循环，降低血压；运动能降低血黏度，提高血液流变性，改善微循环，增强物质代谢的氧化还原和组织内的营养过程；运动可提高机体和血液循环的代偿功能，改善和恢复患者的一般全身状况；运动能减轻应激反应，稳定情绪，抑制心身紧张，消除焦虑状态。

那些常坐办公室且患有高血压的患者进行适度锻炼可以使其血压出现比较明显的改善。研究人员对207名未进行治疗的高血压患者进行了为期8周的锻炼干预研究。研究人员根据每周锻炼时间的长短将高血压患者分成5个小组，这些小组每周锻炼的时间分别为：不锻炼、30～60分钟、61～90分钟、91～120分钟及120分钟以上。在每周61～90分钟锻炼的基础上再增加锻炼时间并不会引起血压进一步的明显下降。每周锻炼61～90分钟那一组的平均锻炼时间为每周75

分钟，效果是收缩压平均下降了12毫米汞柱，舒张压下降了8毫米汞柱。各锻炼小组在舒张压下降方面没有出现很大的差异。此外，在每周锻炼的频率与血压下降之间没有明显的联系。因此，研究人员建议高血压患者可以每周花上30～60分钟的时间做一些类似健身操之类的锻炼；每周哪怕锻炼1个小时，都会使患心血管疾病的危险减半；尽管每周保持锻炼30～60分钟就足以对降血压产生影响，但如果要超出这个量进行更多的锻炼则要视锻炼者患心血管疾病的程度而定。如果患者并不清楚自己究竟应该做多少锻炼，不妨问问熟悉自己病情的医生，根据他们的建议再确定自己的锻炼频率和强度。

据调查，经常运动或参加体力劳动的人发生高血压的较少，而且出现高血压的年龄也比不锻炼的脑力劳动者延迟十多年。多数高血压患者经过一个多月的体育医疗后，头晕、头胀、头痛、失眠、心悸等症状都有所减轻，甚至消失，血压也有不同程度的下降。体育运动可以改善血液循环，提高心血管功能，促进新陈代谢，降低体重和控制肥胖，并且有增强抗病能力，加强药物疗效，预防冠心病、动脉硬化和减轻不适症状及提高工作效率的作用。

由于高血压患者多数是中老年人，因此体育锻炼的内容和项目应该是体力负担不大、动作较简单易学、体位变化不复杂、不过分低头弯腰，但全身又能得到活动，动作较缓慢和有节奏的运动，如打太极拳、练养生功、散步、慢跑、做体操，也可打打乒乓球、羽毛球。少数早期高血压患者可参加一些爬山和游泳运动。

高血压患者做适量有规律的有氧运动可以调节人体的高

级神经活动,使血管舒张,血压下降。同时也可以增强心血管的功能,促进脂质代谢,控制肥胖,并能增强人体的抗病能力。但是,高血压患者的运动应选择适当的项目,不宜参加过于剧烈的运动,而要量力而行,鼓励那些有运动习惯的人尽量延长他们运动的时间。根据高血压患者个体健康状况、年龄及个人的爱好来决定运动量。走路或骑自行车是最适合的有氧运动。如果没有特别情况,应该每天运动 1 次,每次运动 30 分钟,每周运动 5 次,使运动目标心率达到 170-年龄。例如,一个 50 岁的患者,其目标心率为每分钟 120 次。要养成一种习惯,从而使高血压处于一种稳定的状态。运动锻炼要包括大腿及手臂的大肌肉群的活动,而避免仅限于小肌肉群的静态的收缩运动,对老年人此点特别重要。

患者血压控制稳定且无明显并发症时,可进行稍剧烈的运动,如快步走、慢跑、骑自行车、游泳、打网球、跳绳、打羽毛球等;血压控制不佳或有明显并发症时,应进行较温和的运动,如散步、体操、打太极拳等。

过度激烈或太温和的运动皆不恰当,判定运动强度的公式如下:

最大心率=(220-年龄)×85%

最低心率=(220-年龄)×70%

如果运动后测得心率介于最大与最低心率之间,那么此次运动强度适当。此外,运动后有点喘,流汗,仍可讲话而不累,就表示此次运动强度适当。每周可运动 3~4 次,每次 30~45 分钟,根据具体情况来选择适合自身的运动。

(二)运动方法

1.散步

散步运动几乎对所有的高血压患者均适用,即使高血压伴有心、脑、肾并发症者也能收到良好的治疗效果。

散步时间可选择在清晨、黄昏或睡前进行,每天 1～2 次,每次 10～30 分钟。

在空气比较清新的户外进行轻松而有节奏的散步,能使大脑皮质处于紧张状态的细胞得以放松,可促进血液循环,缓解血管痉挛,促使血压下降,并可减肥、降血脂,减少或延缓动脉粥样硬化的发生。散步可消除疲劳,促使心情舒畅,缓和神经、肌肉和血管的紧张,是一剂良好的镇静剂,能直接或间接地起到降低血压作用。

散步又称为慢走,分为慢速、中速、快速 3 种:①慢速:每分钟 60～70 步。②中速:每分钟 80～90 步。③快速:每分钟 90 步以上,每小时步行 4 千米。对于合并心、脑、肾病变的高血压患者,选择快速散步应慎重。

散步的同时可进行有节奏的摆臂扩胸动作,以增加胸廓活动,调整呼吸。

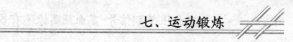

2. 慢跑

慢跑与散步、急行等运动一样，既不需要任何体育设施，又不需要特殊技术指导，所以参加慢跑的老年人越来越多。目前，世界上正出现一股"跑步热"。美国每4个人当中就有1人在坚持每天慢跑5千米。美国前总统卡特在34岁时便开始慢跑，当选总统后，每天沿着白宫周围慢跑1.5～3千米，还参加过纽约市的马拉松比赛，成为世界上第一位参加马拉松比赛的总统。

慢跑可以减肥，能增强心肺功能，降低血脂，促进血液循环，扩张血管，降低血压，减少高血压并发心、脑、肾病变的发病率。

高血压患者进行慢跑运动前，应略微减少一些衣裤，等跑热之后再减去一层衣裤，过凉过热均对病情不利。慢跑之前，应先进行准备活动3～5分钟，如先做片刻徒手操或步行片刻，以使心脏及肌肉、韧带逐渐适应一下，再逐渐过渡到慢跑。

慢跑的正确姿势是两手微微握拳，上臂和前臂弯曲成90°左右，上身略向前倾，全身肌肉放松，两臂自然前后摆动，两脚落地应轻，一般应前脚掌先落地，并用前脚掌向后蹬地，以产生向上向前的反作用，有节奏地向前奔跑。如在泥土地、塑胶跑道上进行慢跑，也可采用全脚掌落地的方法，这样下肢不易疲劳。慢跑时最好用鼻呼吸，如果鼻呼吸不能满足需要时，也可口鼻并用，但嘴巴不宜张得过大，用舌尖顶着上腭，以减少冷空气对气管的刺激。呼吸的频率可随心所欲，因人而异地进行，不可人为地屏气。慢跑结束后，应及时用干毛巾擦汗，穿好衣服,若洗浴的话需休息 15 分钟后进行。

慢跑的方式,可根据病情的轻重、血压的高低、体格的好坏、耐力的大小而采用快慢不同速度,也可采取慢跑与步行交替的方法,以不喘粗气,不觉难受,不感头昏,能够耐受来掌握慢跑速度和慢跑的距离。慢跑结束前,应逐渐减慢速度,或改为步行,使生理活动逐渐和缓下来,切忌突然停止,静止不动,以免慢跑时集中在四肢的血液难以很快循环到大脑和心脏,导致心、脑暂时性缺氧而出现头晕眼花、恶心呕吐。

高血压患者是否适合慢跑,不能一概而论。经观察,对于高血压一、二期的患者及临界高血压的人,尤其是中、青年患者,慢跑肯定是一种有效的自然疗法;对于有心、脑、肾并发症及年龄过大的高血压患者,不宜提倡慢跑运动。

3.游泳

游泳是所有运动项目中对身体各部位的锻炼最为全面的运动,是各种年龄的健康者较为理想的锻炼项目。游泳时水的拍打、震动对身体是一种很好的按摩作用,水的低温是一种自然的冷水浴,水的压力对胸部是很好的锻炼。游泳时需全身肌肉、骨骼、关节参加活动,故能增强心、肺、肌肉及骨骼的功能,尤其对增强腰背肌肉群的力量,预防及治疗腰肌劳损、腰背疼痛、坐骨神经痛等有明显疗效。游泳能增强人体四肢肌力,改善关节功能,改善肺组织弹性,增加膈肌的活动度,从而提高呼吸功能。游泳有明显改善新陈代谢的作用。游泳还能提高机体对外界刺激的抵御能力,从而提高人体的免疫功能。

游泳是冷水浴、空气浴、日光浴三者合一的运动,与身体健康关系密切。水的导热性比空气大 20 倍,人在 12℃的水中停留 4 分钟,就能消耗 418 千焦的热能,相当在同温的空气中 1 小时消耗的热能。此外,游泳时人在水中承受的压力比在陆地上大 800 多倍。要想在水中前进,就要克服阻力,并消耗能量,从而使心跳加快,心肌收缩力加强,呼吸加深,以达到及时供血、供氧。游泳时水对身体的冲击能起到周身按摩的作用,加速全身血液循环。皮肤在水中受冷后,血管很快收缩。外围血液迅速进入内脏器官,扩张后又流入身体表层,皮肤血管又随之扩张。这样增强了血管的弹性,同时也增加了冠状动脉的血流量。游泳还可加速血液中胆固醇的分解,减少胆固醇在血管壁上的沉积,对中老年人的粥样硬化及其所造成的高血压、心绞痛、心肌梗死、脑动脉硬化等病,也可起到良好的辅助治疗作用。

轻度高血压患者宜在天气暖和时,选择缓慢而放松的游泳,这有助于降低血管平滑肌的敏感性,对防治高血压有帮助。老年患者先在水中学会仰体漂浮后再慢游 20～30 米,仰游 30～40 米,共 2～3 次,中途可休息 4～5 分钟。

游泳前要做好准备活动,使肌肉关节活动开,入水前要先用冷水擦身,做徒手操、肢体伸展运动等,把参与活动的所有肌肉和关节充分活动开,使肌肉弹性及力量增加,防止运动创伤和意外的发生。由于游泳是在水中进行,存在一定的危险性,所以选择游泳作为锻炼项目,应做好游泳前的准备工作,还要到医院检查身体,如患有严重高血压、心脏病、肺结核、肺气肿、精神病、癫痫等,则不能参加游泳。

高血压患者不宜冬泳。绝大多数高血压患者的年龄偏大,他们的脑血管有不同程度的硬化,同时也伴有高血脂等疾病。所以,高血压患者应该顺应大自然的变化规律来保护自己。有关研究机构曾对36位冬泳者进行过调查,在他们下水前和上岸后分别进行血压测量。结果所有人冬泳后都表现为血压升高,但程度不同,其中血压升高14毫米汞柱者1人,血压升高20~25毫米汞柱者13人,血压升高25~30毫米汞柱者19人,血压升高30~40毫米汞柱者2人,血压升高44毫米汞柱者1人。

4.甩手操

甩手具有调节神经系统功能的作用,有助于神经细胞从兴奋状态转入抑制状态,使过度兴奋而致功能紊乱的神经细胞恢复正常,它对于治疗高血压、头痛、神经衰弱等有一定的作用。

甩手前身体应站直,两眼平视前方,两脚分开与肩宽,两臂自然下垂,掌心向内。甩手时,两臂前后或左右来回摆动,前摆时两臂与身体的垂线夹角不超过60°,后摆时不超过30°。摆动频率每分钟不宜超过60次,每日锻炼1~2次,每次甩手100~500下。甩手应选择空气新鲜的场所,不宜空腹或饭后立即进行。甩手时应全身放松,呼吸自然。运动中发生头晕、两臂酸沉等现象时,应适当减量。

5.坐椅健身操

坐椅健身操依次进行头部、上肢、腰腹及下肢运动,具有

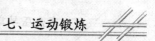

锻炼全身关节和肌肉的作用,能增强肢体肌力和关节的灵活性,同时具有改善神经系统、心血管系统、呼吸系统及消化系统功能的作用。此操因取坐姿,较之其他体操更简易安全,适用于高龄和体弱的高血压患者。

(1)头部运动:正坐于椅子上,头前屈、后屈、左屈、右屈各10次。头向左转至最大限度,还原再向右转,左右各转10次。头向左绕环1周,向右绕环1周,各做10次。

(2)上肢运动:两臂在胸前平举,经体前成侧举,还原再侧举,做15～20次。两臂各做向后、向上、向前绕环15～20次,然后换方向各做绕环15～20次。两臂胸前平举,以脊柱为轴心,向左转至最大限度,还原后再做1次,然后向右转动,还原后再做1次,如此反复做15～20次。

(3)腰腹运动:上体前屈,同时两臂下垂触及脚背,胸部贴近大腿,还原,做15～20次。两手重叠,男左女右在前,紧贴腹部,做顺时针方向旋转摩擦15～20圈,然后做逆时针方向旋转摩擦15～20圈。

(4)下肢运动:一腿着地;另一腿抬起,小腿向前踢出,脚尖向上,还原,左右腿各做10～15次。一腿着地;另一腿抬起,并向侧摆,还原,左右腿各做15～20次。原地踏步100次。

6.降血压操

(1)预备动作:自然坐或站,两眼正视前方,沉肩坠肘,含胸拔背,调息,意存足心,全身肌肉放松,呼吸采用鼻吸口呼法。

(2)按揉太阳穴:以左右食指紧贴眉梢与外眼角中间向后约1寸的太阳穴,从轻到重,顺时针、逆时针方向各旋揉16次。具有疏风清脑、明目、止头痛的功效。

(3)按摩百会:用左或右掌,紧贴百会穴,按摩方法是顺时针、逆时针方向各旋揉16次。具有平肝熄风,宁神清脑的功效。

(4)按揉风池:以双手拇指揉按双侧风池穴,从轻到重,顺时针、逆时针方向各16次。具有安神、醒脑、除烦的功效。

(5)摩头清脑:两手十指自然分开,用小鱼际从前额向耳后分别成弧线按摩32次。具有宁神醒脑,平肝熄风,舒筋通络的功效。

(6)擦颈降血压:先用左手大鱼际抹擦右颈部胸锁乳突肌16次,再换右手抹擦左颈部胸锁乳突肌16次。具有宁神止痛,平肝熄风的功效。

(7)揉曲降血压:用左右手先后按揉肘关节、屈肘横纹尽处的曲池穴,从轻到重,顺时针、逆时针方向各16次。具有平肝熄风,舒筋通络的功效。

(8)按揉内关:先用右手大拇指揉左内关穴,后用左手按右内关穴,从轻到重,顺时针、逆时针方向各揉16次。具有舒心宽胸的功效。

(9)导血下行:用左、右手拇指揉按左、右小腿足三里穴,顺时针、逆时针方向各32次。具有健脾和胃,安神健脑,导血下行的功效。

(10)扩胸调气:站立,双手下垂放松,手握空拳,屈肘提肩向后扩胸,同时左腿屈膝提起,还原时足落地,如此反复做16次。具有舒心、宽胸、理气的功效。

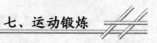

特别提醒：①要掌握动作，认真按摩，每天 2～3 遍，持之以恒。②穴位准确，轻重适当，局部有酸胀感为宜。③早晚各做 1 次，过饥过饱均不可立即做操。

7.注意事项

（1）切勿运动过量：要根据自身的特点来制订运动计划，并采取循序渐进的方式来增加活动量。

（2）注意环境气候：老年人体质相对较差，容易受到气候条件的影响。因此，夏天应在清晨或黄昏较为凉爽时做运动，避免日晒雨淋；冬季气候寒冷，要注意保暖，以防止血压波动导致脑卒中。

（3）运动服装要舒适吸汗：最好选择棉质的衣料，运动时穿合适运动鞋，防止运动损伤。

（4）选择安全场所：公园、学校或较为宽敞的居住小区是较好的运动场所，切勿在街道、马路边运动，一来环境嘈杂，二来容易发生意外。

（5）选择运动时间：运动时切勿空腹，以免发生低血糖，最好的运动时间，应选在饭后 2 小时。

（6）出现下列情况不宜运动：①感到不适，特别是血压、心律不稳定而导致不适的情况下。②饥饿时或饭后 1 小时不宜做运动。③运动中出现任何不适现象，应立刻停止。④糖尿病、肾衰竭、心力衰竭等并发疾病未能控制好的患者也不能进行运动。

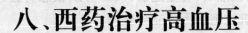

八、西药治疗高血压

（一）治疗目的与合理用药

1.高血压的治疗目的

药物治疗可降低血压使其达到相应患者的目标水平,通过降血压治疗使高血压患者的心血管发病和死亡总危险性降低。近40多年来,西医降血压药不断问世,成为高血压治疗的主要措施。对各种降血压药的临床应用来自科学的评估,主要是随机临床试验。通常以致死和非致死性心血管事件的发生率作为终点予以衡量。在临床试验中将一种降血压药与安慰剂比较以了解该药的疗效与安全性,或进行不同降血压药的比较以了解不同治疗方法的收益。受试人群数量大、随访时间长的试验价值较大,常成为药物治疗和选择的依据。

高血压对人体的最直接影响是增加心脏的负担,使心脏的每一次搏动更为"费力";还会激活体内多种生物因子,日久则会引起心肌肥厚、心脏扩大等并发性,最终可导致部分患者发生猝死。从表面来看,降血压治疗的目的是将血压降低到正常范围内,实际上,治疗的主要目的是最大限度地降低心脑血管病的死亡和病残（如瘫痪等）的危险性，并减少其他并发症的发生。有效控制血压能明显减少心肌梗死、缺血性脑卒中的发生率，降低死亡率，延长患者的生命。

就目前的医疗水平，高血压还无法治愈，患者除了改变不良生活方式外，需要终身服药。目前，降血压药一般分成六大类，其中血管紧张素Ⅱ受体阻滞药（科素亚）对心、脑、肾等器官具有明显的保护作用，对于伴有左室肥厚及心肌梗死后的患者尤为适合，但严重者及孕妇严禁服用。这类降血压药不会引起干咳。当一种药物不能有效降低血压时，医生会考虑用两种或两种以上的药物联合起来，以达到理想的降血压效果。

降血压药物的应用是治疗高血压的重要措施。根据病情合理地使用降血压药物，把血压维持在正常或接近正常水平，对于减轻症状、延缓病情进展，以及防止脑血管意外、心力衰竭和肾衰竭等并发症都有作用。高血压的原因未明，因而降血压药物治疗仍属对症治疗。由于需要治疗的高血压主要表现为外周血管阻力增加，所以绝大部分降血压药物都是通过不同的机制降低外周血管阻力。目前趋向于发展作用持久、服用次数减少的长效制剂或剂型，以方便患者服用。

患了高血压后应当接受综合治疗，这一正确结论的提出和完善经历了漫长的岁月。19世纪的人们根本没认识到高血压需要治疗。20世纪初，只有少数人提出高血压的治疗问题，未被大多数人所接受；50年代初开始进行药物治疗；60年代末开始进行大规模治疗临床试验；80年代开始强调重视临界及轻型高血压的治疗。1988年美国国家联合委员会将非药物疗法列入降血压阶梯治疗方案的内容，高血压的综合治疗引起人们的重视。90年代开始强调高血压的个体治疗原则，即根据个体特点选择有效的综合治疗措施。相信随着人们对高血压治疗认识的不断深入，对高血压非药物与药物等综合治疗措施的选择，将更具有针对性，使疗效进一步提高。

降血压治疗必须规范才有效果，不能道听途说地自行买药，也不可想当然地吃吃停停，应该接受医生的正规治疗，包括根据患者的情况选择降血压药，在治疗高血压的同时，干预所有可逆的危险因素，如吸烟、高胆固醇血症，并及时处理并存的其他疾病。

2. 高血压的个体化原则

高血压的发病因素较为复杂，对每个高血压患者来说不尽相同。近年来，在抗高血压治疗学上出现一个新的进展，即根据每个高血压患者的病理生理变化特点来选择相应的降血压药，也就是我们所说的用药个体化原则。

（1）不同年龄的高血压：青年人有一种叫高循环动力状态的高血压，此种高血压的特点是心输出量增加而总外周阻力不变，β受体阻滞药对心脏有负性收缩和负性传导作用，因此能使心输出量下降，并伴有或不伴有体循环阻力增高，产生降血压效果；60岁以上的老年人，应用钙通道阻滞药和利尿药更有效，应避免使用利舍平及能进入血脑屏障的药物，以防发生抑郁症或嗜睡。为防止发生体位性低血压，应慎用哌唑嗪及胍乙啶等药物。

（2）缩血管性和容量性高血压：前者包括高肾素性高血压、肾血管性高血压及恶性高血压等；后者包括低肾素性高血压、原发性醛固酮增多症、容量依赖性肾衰竭性高血压等。据报道,利尿药对低肾素性或"容量性"高血压的效果好,钙通道阻滞药也有轻度利尿排钠作用,故对本型患者可用钙通道阻滞药或钙通道阻滞药与利尿药合用,同时限盐及适当补钙。对高肾素性或"缩血管性"高血压,用血管紧张素转化酶抑制药或β受体阻滞药效果较好。

(3)高血压性心脏病:有高血压性心脏损害者,宜用血管紧张素转化酶抑制药、β受体阻滞药和钙通道阻滞药,在降血压的同时可使左心室肥厚减轻或逆转;有心动过速、期前收缩及劳力型心绞痛者,应用β受体阻滞药可减慢心率、减少期前收缩,它还具有减少左室负荷,减少心肌耗氧量,减少心绞痛发作次数及防止心肌梗死复发的作用;对有心力衰竭的宜选用利尿药、血管扩张药、血管紧张素转化酶抑制药和α受体阻滞药。

(4)高血压与肾脏病变:对肾功能不全者,可选用对肾功能影响不大的襻利尿药呋塞米(速尿),血管扩张药肼屈嗪、米诺地尔及经肝脏代谢的β受体阻滞药普萘洛尔(心得安)、美托洛尔(倍他乐克)。不宜用经肾脏排泄的β受体阻滞药阿替洛尔(氨酰心安),不宜用降低肾小动脉血流的药物如胍乙啶等,也不宜用反射性收缩肾小动脉和降低肾灌注压的噻嗪类利尿药或者保钾性利尿药。对肾血管性高血压忌用血管紧张素转化酶抑制药。

(5)高血压与消化系统疾病:有胃病者忌用利舍平或复方降压片、降压0号,因它们能增加胃酸分泌,引起胃肠道出血,加重溃疡病;有肝脏病者忌用甲基多巴、帕吉林(优降宁)。

(6)高血压与呼吸系统疾病:有支气管哮喘、慢性支气管炎、肺气肿和肺心病的宜用钙通道阻滞药、α受体阻滞药和利尿药。非选择性β受体阻滞药可诱发哮喘，应避免应用。即使是心脏选择性的$β_1$受体阻滞药也应谨慎。

（7）高血压与内分泌、代谢病：糖尿病患者宜用血管紧张素转化酶抑制药和β受体阻滞药，且前者可能推迟糖尿病肾病的进展。尽管β受体阻滞药可掩盖降血糖药所致的低血糖反应（心动过速、心悸、焦虑），但小剂量应用可降低冠心病事件的发生。利尿药还可能减少胰岛素分泌和干扰糖的作用，不要大剂量应用。利尿药可产生高尿酸血症，诱发痛风。对于血脂高的人，利尿药可使血三酰甘油和胆固醇升高，β受体阻滞药也可升高三酰甘油、降低高密度脂蛋白，二者均需慎用。甲状腺功能亢进患者可用β受体阻滞药和利舍平。

（8）高血压与神经、精神疾病：缺血性脑血管病应避免使用产生直立性低血压的药物；有雷诺现象的可用钙通道阻滞药、α受体阻滞药和利尿药，避免用β受体阻滞药；有精神抑郁的人不要用利舍平和中枢作用药甲基多巴、可乐定及β受体阻滞药，因其可导致和加重抑郁症，甚至自杀；对有偏头痛者可用钙通道阻滞药、β受体阻滞药。

3.高血压的合理用药

目前，国际上公认的第一线降血压药有六大类（包括利尿药、β受体阻滞药、钙通道阻滞药、血管紧张素转化酶抑制药、血管紧张素Ⅱ受体阻滞药和α受体阻滞药），不同的降血压药有不同的治疗对象，要正确掌握各类降血压药的性能、用法及注意事项，根据每个高血压患者不同的类型和病理生理变化特征选择。此外,还要讲究降血压药的联合使用,使每种药物之间取长补短,发挥最佳疗效。如不少作用强的降血压药在长期使用中,可导致体内钠的潴留,降低了药物效果,这时若配以利尿药,问题则迎刃而解。

要根据患者实际,做到科学、合理、适度降血压。用药时,要密切观察血压变化,灵活调节降血压药的剂量和用法,避免血压大起大落,还要注意降血压后症状是否有所改善,如果血压虽下降,但头晕、头痛症状反而加重,说明降血压的幅度要重新调整,以防止矫枉过正。

对医生制订的治疗方案要长期坚持实施,这是一个十分重要而又被忽视的问题。有的患者由于怕麻烦或担心一些轻微的药物不良反应,常常自动停药,结果血压升高。所以,高血压患者一旦服药,就要坚持"持久战",不能时服时停。

降血压药的服药时间和药物剂量同等重要,应在血压达到高峰之前服药效果最佳。一般来说,人的血压一天 24 小时内是波动的,常有两个高峰(上午 8～9 时及下午 5～6 时)。因此,若系服短效药物时,最好将每次服药时间安排在"高峰"前半小时,每天末次服药时间安排在晚睡前 3～4 小时,以免降血压药的降血压作用和入睡后血压自然下降在时间上重合,防止因血压骤降而发生脑血管意外。

重度高血压若得不到及时控制,会使肾功能不全的进展加速。恶性高血压时,肾功能恶化更为迅速,很快发展到尿毒症。在充分降血压治疗的同时,还应注意到过度降血压的危害。血压降得过低或血压下降过快,可造成肾血流量急剧下降,肾功能在短时间内急速恶化。恶性高血压患者治疗应更积极,否则极易发展至急性肾衰竭。有效的降血压治疗,可以

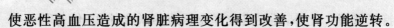

使恶性高血压造成的肾脏病理变化得到改善,使肾功能逆转。

血管紧张素转化酶抑制药如卡托普利、依那普利及苯那普利等,不仅能降低血压,还可扩张肾小球出球小动脉,使肾小球内压力下降,缓解肾小球高滤过状态,而且也不影响血脂,对肾功能的保护有积极意义。多数血管紧张素转化酶抑制药经肾脏排出,肾功能受损时应减量。应从小剂量开始口服,根据血压和病情调整剂量,如卡托普利12.5毫克,每日3次;依那普利5毫克,每日1次。钙通道阻滞药降血压作用可靠,可延缓肾功能不全的发展,可单独或与血管紧张素转化酶抑制药合用治疗早期肾功能不全。米诺地尔降血压作用强,作用时间长,能扩张肾小动脉,增加肾前列环素的合成,比较适合于顽固性高血压伴有早期肾脏损害的患者。

降血压目标正确,如果用药不当,同样不能取得保护肾功能的效果,把血压控制在不超过150/95毫米汞柱,才能减缓肾功能的减退,逆转高血压肾损害,最好控制在130/85毫米汞柱以下。

对慢性肾功能不全患者不利的药物有利尿药、利舍平、可乐定等。最常见的肾毒性药物是氨基糖苷类抗生素如链霉素、庆大霉素、阿米卡星(丁胺卡那霉素),以及先锋霉素类等抗生素,还有造影剂、抗肿瘤药物。

感染可促使病情恶化,最常见的是呼吸道感染,要避免选用对肾脏有毒性的抗生素。尿路感染本身对肾有损害作用,而慢性肾衰竭发生时,多数肾小球硬化,肾内堵塞,造成尿流不畅,容易发生尿路感染。

降血压药的合理使用要注意下列几个方面。

(1)采用较小的有效剂量以获得可能有的疗效而使不良

反应最小,如有效而疗效不满意,可逐步增加剂量以获得最佳疗效。

(2)为了有效地防止靶器官损害,要求每天 24 小时内血压稳定于目标范围内,如此可以防止从夜间较低血压到清晨血压突然升高而致猝死、卒中或心脏病发作。要达到此目的,最好使用一天一次给药而有持续 24 小时作用的药物。其标志之一是降血压谷峰比值大于 50%,此类药物还可增加治疗的依从性。

(3)为使降血压效果增大而不增加不良反应,用低剂量单药治疗疗效不满意的可以采用两种或多种降血压药物联合治疗。事实上,2 级以上高血压为达到目标血压常需降血压药联合治疗。

(4)对于无靶器官损害,也无其他危险因素的 1 级(轻度)高血压,可先试用非药物疗法,如限酒戒烟、低盐、减肥、精神放松、适度运动等,若效果不理想,则需及时采取药物疗法。对正常高限血压,原则上不予降血压药物治疗,但因其有潜在的危险性,故应改变生活方式并作为重点监控对象。临界高血压患者如无其他危险因素,定期观察血压变化,可暂时不做降血压治疗。

4.高血压的分级治疗

(1)对 1 级高血压(或轻型)患者症状不明显的,应先采取非药物治疗,如控制体重,限制钠盐,做医疗体操,打太极拳,练养生功等。并在 4 周内多次复测血压,若 4 周内血压继续升高,或持续>160~95 毫米汞柱,应开始用抗高血压药物治疗；若4周内舒张压降至95毫米汞柱以下，或收缩压下降至160毫米汞柱以下，并保持这一水平，可继续非药物治疗。在此期间视血压波动情况，再决定是否开始药物治疗。若舒张压在90～95毫米汞柱，或收缩压在140～160毫米汞柱，伴有其他心血管危险因素，如合并高脂血症、糖尿病、冠心病，家族史中有心、脑血管病史者，也需进行药物治疗。中草药和针灸均有协同降血压作用，临床上可配合应用，如疗效不满意时，再加用小剂量β受体阻滞药、钙通道阻滞药或利尿药治疗。

（2）2、3级高血压患者血压常持久而稳定地升高，且伴有心、脑、肾脏损害，在非药物治疗的基础上，必须加用药物治疗，使血压下降至160/95毫米汞柱以下。在药物选择时，还应考虑有利于保护和恢复已有损害的脏器功能，防治其他对心血管有害的因素。这样可以减少心脑血管疾病的发生和死亡。

2、3级高血压患者在选择药物治疗时，应注意因人而异，根据患者的情况，如年龄、病史、血压水平，靶器官损害程度，心脑血管病的危险因素，既往药物治疗情况，以及有无并发症等情况综合考虑。例如，对老年人宜选用钙通道阻滞药，而对年轻者特别是心率快，脉压差大的高动力状态，应首选β受体阻滞药。另外，对合并心力衰竭者，可首选血管紧张素转化酶抑制药等。

总之，高血压患者应在心血管病医生指导下，进行有规律的抗高血压药物治疗。

5.根据血压波动分型选择降血压药

随着 24 小时动态血压监测技术广泛开展,发现血压常呈现昼夜变化和波动的节律。根据昼夜波动的不同,医学界将血压分为 4 个类型。

(1)杓型:正常成人的血压多表现为白天高夜间低,而清晨觉醒前后血压又会迅速增高,随后血压逐渐下降,至深夜往往最低。夜间睡眠中,血压比白天下降 10%～20%。因昼夜血压动态曲线酷似杓子,故称为杓型血压。

(2)非杓型:夜间血压无明显下降,即夜间血压下降不足 10%的,称为非杓型。

(3)反杓型:夜间血压比白天还要高 5%,医学上称为反杓型。

(4)深杓型或超杓型:夜间血压明显降低,比白天下降超过 20%,称为深杓型或超杓型。

此外,若晨起血压高于夜间平均血压 30%,称为晨起高血压。一般来说,非杓型血压节律在高血压和老年人群中较为多见,这是一种不正常的血压昼夜节律。

人体血压昼夜波动的节律变化具有重要的临床意义。现已证实,无论患者血压的平均水平如何,若夜间血压下降不明显甚至比白天高,其靶器官受损程度比杓型血压严重,左心室肥厚、肾功能受损和心脑血管并发症可显著增加。超杓型高血压可增加夜间缺血性脑卒中的发生率;而晨起高血压即所谓"晨峰现象"是脑卒中和心肌梗死发病的独立危险因素。因此,降血压药应根据血压昼夜变化和波动节律来选用。

选择长效降血压药。为了减少血压波动，目前多不主张使用短效降血压药，这是因为短效降血压药作用时间短，一天多次服用，就会观察到血压从高到低、再从低到高的变化过程，人为造成血压大幅波动，反而会对高血压靶器官产生不良影响。为了达到平稳、持续降血压和实现血压达标，目前多主张使用能有效控制 24 小时血压的长效降血压药，如氨氯地平、乐卡地平、培哚普利、贝那普利和缬沙坦、奥美沙坦、坎地沙坦等。

调整服药时间。鉴于 24 小时血压波动和变异，一般构型高血压者可采用清晨服药，这样也能减少晨峰高血压的发生；非构型或反构型高血压患者，必要时可考虑晚餐后服药，这样对控制夜间血压升高有效。相反，如果是深构型或超构型高血压患者，应采用早上服药，不要在晚上服用，以免夜间血压过度降低诱发缺血性脑卒中发生。

总之，高血压患者在治疗过程中应积极与医生配合，在医生的指导下合理选择降血压药，定期监测血压，及时调整用药时间、剂量和药物，就可能将血压变异性心血管风险降到最低。

（二）口服降血压药的种类

1.概述

目前，最常见的降血压药有六大类，即利尿药、β受体阻滞药(BB)、钙通道阻滞药(CCB)、血管紧张素转化酶抑制药(ACEI)、血管紧张素Ⅱ受体阻滞药(ARB)、α受体阻滞药。

(1)利尿药：有噻嗪类、襻利尿药和保钾利尿药。利尿药是通过利钠排水、降低容量负荷发挥降血压作用。利尿药主要用于轻中度高血压，小剂量可以避免低血钾、糖耐量降低和心律失常等不良反应。可选择氢氯噻嗪12.5毫克，每日1~2次。吲达帕胺1.25~2.5毫克，每日1次。呋塞米仅用于并发肾衰竭时。常用利尿药的不良反应与剂量密切相关，故通常采用小剂量。利尿药的降血压起效较平缓，持续时间相对较长，作用持久，服药2~3周后作用达到高峰。适用于轻、中度高血压，对盐敏感性高血压，合并肥胖或糖尿病、更年期女性和老年人高血压有较强降血压效果。利尿药的主要不利作用是低钾血症和影响血脂、血糖、血尿酸代谢，往往发生在大剂量时，因此现在推荐使用小剂量，不良反应主要是乏力、尿量增多。痛风患者禁用，肾功能不全者禁用。

(2)β受体阻滞药：降血压作用可能通过抑制中枢和周围的肾素-血管紧张素-醛固酮系统(RAAS)。降血压起效较迅速、强力。适用于各种不同程度的高血压，尤其是心率较快的中、青年患者或合并心绞痛患者，对老年人高血压疗效相对较差。可选择服用美托洛尔50毫克，每日1~2次。阿替洛尔25毫克，每日1~2次。比索洛尔2.5~5毫克，每日1次。倍他洛尔5~10毫克，每日1次。β受体阻滞药可用于心力衰竭，但用法与降血压完全不同，应加以注意。β受体阻滞药治疗的主要障碍是心动过缓和一些影响生活质量的不良反应，较大剂量β受体阻滞药治疗时突然停药可导致撤药综合征。虽然糖尿病不是使用β受体阻滞药的禁忌证，但它可增加胰岛素抵抗,还可能掩盖和延长降血糖治疗过程中的低血糖症,使用时要注意。不良反应主要有心动过缓、乏力、四肢发冷。β受体阻滞药对心肌收缩力、房室传导及窦性心律均有抑制作用,并可增加气道阻力。急性心力衰竭、支气管哮喘、病态窦房结综合征、房室传导阻滞和外周血管病患者禁用。

(3)钙通道阻滞药:又称钙离子拮抗药。根据药物作用持续时间,钙通道阻滞药又可分为短效和长效。除心力衰竭外,钙通道阻滞药较少有禁忌证。相对于其他降血压药的优势是对老年患者有较好的降血压疗效,高钠摄入不影响降血压疗效。在嗜酒的患者也有显著的降血压作用。可用于合并糖尿病、冠心病或外周血管病患者。长期治疗还有抗动脉粥样硬化的作用。心脏传导阻滞和心力衰竭患者禁用非二氢吡啶类药。不稳定性心绞痛和急性心肌梗死时禁用速效二氢吡啶类钙药。优先选择服用长效制剂,如非洛地平缓释片5～10毫克,每日1次。硝苯地平控释片30毫克,每日1次。氨氯地平5～10毫克,每日1次。拉西地平4～6毫克,每日1次。维拉帕米缓释片120～240毫克,每日1次。一般情况下,也可使用硝苯地平或尼群地平普通片10毫克,每日2～3次。钙通道阻滞药的主要缺点是开始治疗阶段有反射性交感活性增强,引起心率增快、面部潮红、头痛、下肢水肿,不宜在心力衰竭、窦房结功能低下或心脏传导阻滞的患者中应用。

(4)血管紧张素转化酶抑制药:主要用于高血压合并糖尿病,或者并发心脏功能不全、肾脏损害有蛋白尿的患者。可以选择服用以下制剂:卡托普利12.5～25毫克,每日2～3次。依那普利10～20毫克,每日1～2次。培哚普利4～8毫克,每日1次。西拉普利2.5～5毫克,每日1次。贝那普利(苯那普利)10～20毫克,每日1次。雷米普利2.5～5毫克,每日1次。赖诺普利20～40毫克,每日1次。不良反应可有刺激性干咳和血管性水肿。高钾血症、妊娠妇女和双侧肾动脉狭窄患者禁用。

(5)血管紧张素Ⅱ受体阻滞药:常用的有氯沙坦(洛沙坦、科素亚)、缬沙坦(代文)、替米沙坦(美卡素)、厄贝沙坦(安博维)等。氯沙坦降血压作用起效缓慢,但持久而稳定。最大的特点是直接与药物有关的不良反应少,不引起刺激性干咳,持续治疗的依从性高。一般用法为氯沙坦50～100毫克,每日1次;缬沙坦80～160毫克,每日1次。虽然在治疗对象及禁忌证与血管紧张素转化酶抑制药相同,但血管紧张素Ⅱ受体阻滞药有自身治疗特点,与ACEI并列为目前推荐的常用五大类降血压药中的一类。

此外,在选择药物时常需要多种药物联合,有时也采用固定复方制剂,就是把两种降血压药按一定配比组合在一起,做成一片药,这样服用起来比较方便。大家所熟知的降压0号、复方降压片(即复方利舍平)就是较早的固定复方制剂,降血压效果较好,但因为含有不良反应较大的利舍平等成分,现在已经不作为一线药物使用。新型的复方制剂包括:厄贝沙坦氢氯噻嗪、缬沙坦氢氯噻嗪、缬沙坦氨氯地平、培哚普利氢氯噻嗪等,这些制剂都是以最适合搭配的种类按固定剂量组合成一片药,因此降血压效果较好。

2.利尿药

不同利尿药的利尿原理或者作用的部位不一样,但不良反应大同小异。利尿药都可以导致血压下降,脱水,大部分的利尿药引起低钾血症,除了保钾利尿药。低钾血症时鼓励患者吃富含钾的食物。使用利尿药时要注意血钾的情况,因为低钾血症容易导致洋地黄药物中毒。利尿药一般建议上午服用,不要在晚上睡觉前服用,以免影响睡眠。使用利尿药后要注意观察尿量。

(1)利尿药的种类

1)噻嗪类:如氢氯噻嗪、氯噻酮。主要作用在肾脏的远曲小管,抑制钠的重吸收,钠被排出去了,水也就跟着排出去了。不良反应有肾损害,所以有肾脏疾病的不宜使用。低钾、低钠血症,低血压,血液抑制。

2)袢利尿药:也叫亨氏环利尿药,主要药物是呋塞米,在髓襻抑制钠重吸收。引起低钠低钾,胃肠道不适,低血压,还有个很重要的不良反应即耳毒性。

3)保钾利尿药:大部分的利尿药都排钾,只有几种利尿药是保钾的。最常见的就是螺内酯类的保钾利尿药,如螺内酯(安体舒通)。这一类药主要的不良反应是高钾血症,血液抑制,使用时低钾饮食。

4)渗透利尿药:有渗透压的晶体到达肾脏把水分带出体外。主要的有甘露醇、尿素。

根据大规模临床试验的结果证明,利尿药降血压效果是肯定的。在联合用药中,其他降血压单药治疗无效时,加用利尿药,疗效显著。利尿药尤其对老年人、肥胖的高血压患者效果更加明显。

单药治疗时,按一般推荐剂量,各类抗高血压药物的降血压幅度大体相似。典型的情况是与安慰剂对照,平均收缩压为 160/95 毫米汞柱,则通常单药治疗降低收缩压 7～13 毫米汞柱及舒张压 4～8 毫米汞柱。

联合用药治疗时,现有六类抗高血压药物,任何两种或几种联用,血压下降幅度将大于任何一种药物单用。联合药物充分增加降血压效应约比单药治疗大 2 倍,即血压 160/95 毫米汞柱患者若联合用药可使血压下降 8%～15%,即收缩压下降 12～22 毫米汞柱及舒张压下降 8～12 毫米汞柱。

(2)口服利尿药的注意事项

1)噻嗪类利尿药治疗高血压,特别适用于轻中度高血压人、老年人单纯收缩期高血压、肥胖及高血压合并心力衰竭的患者。

2)根据有无伴随疾病决定是否应用氢氯噻嗪,有糖耐量降低或糖尿病,一般不宜应用氢氯噻嗪;伴有高尿酸血症或有痛风者也不宜应用氢氯噻嗪,否则可使病情恶化;肾功能不全,血肌酐>290 微摩/升者也不宜应用。

3)在高血压急症时,宜用短效利尿药如呋塞米。高血压因往往需要终身治疗,常用长效利尿药如吲达帕胺,不良反应较少。氢氯噻嗪与钙通道阻滞药或 ACEI 合用,可用小量,每日 6.25～12.5 毫克。螺内酯(安体舒通)常用于高血压合并心力衰竭的患者,氨苯蝶啶利尿作用较弱很少单独使用。

4)利尿药的不良反应与剂量相关,因此剂量宜小。

5)患者不可过度限钠,也不可高钠摄入,一般中度限钠,每天 5～8 克即可。

6)适量补钾,每日 1～3 克,或合并使用保钾利尿药。鼓励多吃富含钾的食物,如芹菜、香蕉、橘汁等。综上所述,在高血压长期治疗中,利尿药历经 40 余年的考验,目前仍被作为一线用药。但治疗中应选择合适的患者，注意可能产生的不良反应。

（3）口服利尿药的不良反应

1）利尿药的"心脏毒性"。1987年美国学者认为氢氯噻嗪不能减少心肌梗死发生率，可能由于"心脏毒性"和脂质代谢紊乱所致。美国多项危险因子干预试验发现，高血压伴心电图异常者用利尿药后猝死增加。

2）低钾血症。在各种利尿药中，噻嗪类利尿药和呋塞米引起低血钾较为明显，长效的噻嗪类利尿药（如氯噻酮）比中效的氢氯噻嗪更明显，氢氯噻嗪引起的低血钾与剂量相关，剂量越大，低血钾的发生率越高。故应用时可加保钾利尿药或适量补钾。

3）糖代谢。氢氯噻嗪可使空腹血糖增加，糖耐量下降并增加高血压患者的胰岛素抵抗。

4）脂代谢。大多数报告氢氯噻嗪长期应用可引起脂肪代谢紊乱，主要是影响脂肪酶的活性，使三酰甘油分解代谢减少而致三酰甘油升高；也可引起轻度胆固醇增加。

3.β受体阻滞药

（1）β受体阻滞药的种类

1）普萘洛尔：为脂溶性非选择性β受体阻滞药，无内源性拟交感活性。适用于有高动力循环或心动过速的高血压患者。但该药可阻滞能使冠状动脉血管扩张的β_2受体，从而可能加重冠状动脉的收缩或痉挛，因此变异型心绞痛或自发型心绞痛患者不宜单独使用此药。而且此药由于对脂质和糖代谢均有影响,现已较少用于高血压的降血压治疗。

2)阿替洛尔:为选择性 β_1 受体阻滞药,小剂量时 24 小时的药效作用很弱,应每日服 2 次;较大剂量时可每日服用 1 次而保持 24 小时降血压效果。长期应用本药无耐药性,不良反应少且轻,对伴有慢性阻塞性肺疾病患者较非选择性 β 受体阻滞药安全。常用剂量每次 25～50 毫克,每日 1～2 次,口服,适用于轻至中度高血压患者。

3)美托洛尔:作用与阿替洛尔相似,无内在拟交感活性及膜稳定作用,血浆半衰期短,仅 3～4 小时。常用剂量为每次 50～100 毫克,每日 2 次,口服。

4)比索洛尔:为高度选择性 β_1 受体阻滞药,可维持 24 小时降血压作用。10 毫克比索洛尔相当于 100 毫克阿替洛尔的疗效。本药对外周血管 β_2 受体阻滞作用极弱,在合并外周血管缺血性疾患时,较少引起症状恶化。对支气管 β_2 受体无亲和性,对肺功能的影响只有在剂量大于每千克体重 30 毫克时,才有轻度气道阻力增加。常用剂量为 5～10 毫克,每日 1 次,口服,可平稳降低血压。

5)拉贝洛尔:为最早发现的兼有 α_1 受体及 β 受体阻滞作用的药物,可使周围血管阻力下降,无内在拟交感活性和膜稳定作用。一般口服剂量为每次 100～300 毫克,每日 3 次;静脉滴注剂量每千克体重 1～2 毫克,可迅速降低血压,适用于高血压急症的治疗,如嗜铬细胞瘤及妊娠高血压综合征。

6)塞利洛尔:具有高度血管扩张作用的选择性 β_1 受体阻滞药,可部分激动 β_2 受体,轻度阻滞 α_2 受体和直接扩张周围血管。其降血压作用与美托洛尔相似,由于具有血管扩张作用,故心输出量和心率均无明显改变。常用剂量为每次 200～

400毫克,每日1次,对伴有冠心病者更合适。

7)卡维地洛:具有 β₁ 受体及 α₁ 受体阻滞及钙拮抗作用,通过 β 受体阻滞及血管扩张作用,可产生协同降血压作用。常用降血压剂量为每次 10～20 毫克,每日1次,可维持 24 小时降血压疗效。对伴有心力衰竭、肾功能不全及糖尿病患者降血压较为安全。

β 受体阻滞药是广泛用于治疗高血压的有效、安全并易于耐受的药物。β 受体阻滞药单独应用时降血压效力较差,如合并其他降血压药则疗效增强,如与利尿药合用,可以减弱利尿药因减少血容量而引起的肾素活性增强;与血管扩张药合用,可以减少后者引起的反射性心动过速、心肌收缩力增强及肾素的释放。

(2)β 受体阻滞药的适应证

1)合并冠心病:β 受体阻滞药除降低血压外,具有抗心绞痛和抗心律失常的作用,但可使变异型心绞痛病情加重。已发生过心肌梗死或劳力型心绞痛的高血压患者,应首选 β 受体阻滞药。大量临床实验证明,β 受体阻滞药可显著降低心肌梗死患者的再梗死率和病死率。

2)轻、中度高血压:适用于年龄小、心率快和交感神经兴奋性较高的高动力性高血压,以及伴有偏头痛、青光眼、焦虑和窦性心动过速的患者。与血管扩张药合用可提高降血压效果,抵消其副作用。实验证明,β 受体阻滞药可明显降低高血压患者的病死率或心血管意外的发生率,但对女性不如男性那么显著。

3)老年高血压:β 受体阻滞药在老年高血压的治疗中占有重要地位,降血压治疗对降低老年高血压患者的脑卒中和心肌梗死的发生率和病死率大有好处。利尿药和β受体阻滞药单独使用或二者联合应用均可降低其发生率和病死率。

4)应用三环类抗抑郁药的高血压患者：不能用利舍平和胍乙啶等药物，此时可选用β受体阻滞药。

5)左室肥厚：β受体阻滞药对高血压引起的左心室肥厚有一定的逆转作用，效果与钙通道阻滞药和利尿药相似。

(3)β受体阻滞药的不良反应

1)心律失常，低血压：出现显著的窦性心动过缓、房室传导阻滞、低血压或直立性低血压等，多与β受体阻滞药有无心脏选择性、有无内源性拟交感活性及剂量有关。应从小剂量开始逐渐增加剂量，通常可避免这些不良反应。一旦不良反应出现，应立即停药，或用阿托品、异丙肾上腺素静脉注射或静脉滴注治疗。

2)充血性心力衰竭：心肌β受体被抑制使心肌收缩力减弱，在心肌有病变或心功能处于临界状态者，β受体阻滞药可诱发心功能不全。对已有心功能不全者，β受体阻滞药使用不当可加重心力衰竭，宜停药或小剂量与地高辛合用，也可改为具有内源性拟交感活性的药物，如吲哚洛尔、氧烯洛尔等。

3)末梢循环障碍：服用β受体阻滞药可收缩周围血管，出现间歇性跛行、肢端发凉和刺痛，甚至皮肤坏死，但发生率不高。已有周围血管病者慎用，选用β_1受体阻滞药和具有内源性拟交感活性的药物可减少此不良反应的发生。

4)诱发支气管哮喘：有慢性阻塞性肺疾病和支气管哮喘者慎用，病情十分需要时可试用小剂量β_1受体阻滞药或伴有内源性拟交感活性的药物，但应避免大剂量。

5)神经及精神症状：如眩晕、嗜睡、失眠、噩梦、幻觉及抑郁等,改用不易透过血脑屏障的阿替洛尔及比索洛尔等可降低中枢神经系统不良反应的发生率。

6)停药综合征:长期大剂量服用β受体阻滞药后突然停药可导致心动过速、血压升高、心绞痛和心律失常加重,甚至引起急性心肌梗死及猝死。多在停药后1周内发生。为防止停药综合征的发生,应逐渐减量后停药,一般1～3日内减至$1/2$量,4～6日减至1/4量,1周左右完全停用。

7)首剂综合征:极少数患者初次用一般剂量的β受体阻滞药可发生心率缓慢、血压下降,甚至心脏停搏等严重不良反应。使用时应从小剂量开始。

8)黏膜及皮肤反应:变态反应不多见,可表现为皮肤潮红、瘙痒及皮疹。皮疹多在肢体伸侧、躯干及头皮,也可表现为牛皮癣样病变,牛皮癣患者服用普萘洛尔可使病情恶化。此外,尚有眼部疼痛、畏光、干性角膜结膜炎及结膜瘢痕,也有视力丧失的报道。有些患者出现口腔黏膜溃疡、苔藓样湿疹及狼疮样病变,停药1～5周后消失。

9)肾功能:某些β受体阻滞药可使肾血流量减少,肾小球滤过率下降,加重肾功能不全,肾功能不好者,应选用在肝内代谢的药物,如美托洛尔及普萘洛尔。

10)血脂、血糖:无内源性的拟交感活性的β受体阻滞药,可使三酰甘油升高、高密度脂蛋白降低,长期服药应注意复查血脂。此外,非选择性的β受体阻滞药可使低血糖的恢复延迟,对糖尿病患者宜选用选择性$β_1$受体阻滞药。此外,少见的不良反应包括恶心、胃部不适、腹泻、便秘及肌肉痉挛等。

4.钙通道阻滞药

(1)钙通道阻滞药的种类:常用于降血压的钙通道阻滞药有硝苯地平、地尔硫䓬、维拉帕米、氨氯地平、尼群地平、非洛地平等。

1)硝苯地平:对血管平滑肌作用强,能扩张冠状动脉及外周血管,而负性肌力作用较小。硝苯地平还可以延缓轻、中度冠心病患者粥样斑块的进展,不影响血脂和糖代谢,但有明显的利尿作用。舌下含服3~5分钟起效,口服后20分钟起效,常用剂量为口服每次10~20毫克,每日3~4次。硝苯地平控释片是用特殊辅料与工艺方法制成的新剂型,口服后在消化道内不能迅速崩解,而是按程序、定时、定量地释放吸收,使血药浓度达到理想的治疗水平后保持稳定与持久,血浆清除半衰期为6小时,常用量为每次20~40毫克,每日1~2次。

2)地尔硫䓬:商品名恬尔心、合心爽,适用于合并心律失常或心绞痛的高血压患者。在降低外周阻力的同时,维持心输出量水平,降低肾血管阻力及增加肾血流量,极少产生中枢神经系统不良反应,无反射性心动过速。口服常用剂量为30~60毫克,每日3~4次。盐酸地尔硫䓬缓释片,每次45~90毫克,每日2次。

3)维拉帕米:系罂粟碱的衍生物。能扩张外周血管,降低血压,抑制窦房结与房室结的兴奋性及传导功能,具有负性肌力作用,对冠状动脉的扩张作用较弱。用药量个体差异大,范围为每日80~480毫克。适宜于合并心绞痛、心动过速、肾血管性高血压和妊娠高血压的患者。维拉帕米缓释片是维拉帕米的新剂型,常用量为每次 120～240 毫克,每日 1 次,服用方便,能控制 24 小时血压。硝苯地平和维拉帕米降血压可能通过不同钙通道起作用,合用可增效。应避免与 β 受体阻滞药合用。

4)氨氯地平:是新一代的长效、碱性二氢吡啶类钙通道阻滞药,与其他钙通道阻滞药相比,具有以下特点:①作用开始缓慢,维持时间长,口服吸收缓慢,6～12 小时血药浓度达峰值,血浆半衰期长达 35～45 小时。②生物利用度高。③在轻、中度高血压患者中,可增加肾血流量和肾小球滤过率,降低肾血管阻力,并有轻度利尿作用。④在降低血管阻力的同时,不伴有反射性心动过速或直立性低血压。⑤可能具有抗动脉粥样硬化、抗血栓形成和逆转左心肥大等作用。为防止高血压或心肌缺血,每日只需服药 1 次,连续服 7～10 日后血药浓度达稳态,可 24 小时有效地保持血管扩张作用,有利于控制夜间或清晨时的心肌缺血发作或血压骤然升高。不良反应一般少而轻,停药后有一定的后续效应。每日 2.5～20 毫克间呈剂量-效应线性关系。

5)尼群地平:每日 20 毫克时不良反应小,而疗效与每日 40 毫克相仿,降血压温和且持久,作用长,优于硝苯地平。较少水钠潴留,长期服用无蓄积作用和耐药性,对合并缺血性心脏病者更合适。

6)非洛地平:为新一代二氢吡啶类钙通道阻滞药,在钙通道阻滞药中对血管平滑肌最具有选择性。扩血管作用较第一代强 40～50 倍。起效快,维持 4～7 小时。多次给药后,在最末次给药后10～24 小时仍有作用。平均半衰期 28 小时。能明显升高心率,但不降低心室收缩性,有轻度利尿作用,能抑制血小板聚集,降低血黏度和增加细胞变形性。剂量-效应曲线平坦,每日大于 20 毫克,降血压作用不再增强。

(2)钙通道阻滞药适用于治疗以下几种高血压:①盐敏感性高血压。②老年收缩期高血压。③合并冠心病的高血压。④伴有偏头痛、房性心动过速或房颤的高血压。⑤免疫抑制药环孢素等引起的高血压。

(3)常用钙离子通道阻滞药常见不良反应:

1)硝苯地平:主要不良反应为头痛、头晕、低血压、面部潮红、心悸、心率快、肢端麻木、恶心、呕吐、牙龈肿胀、乏力、肌阵挛和震颤、胆汁淤滞、便秘、钠潴留和下肢水肿等,长期用药有 5% 因不良反应严重而停药。其中,下肢水肿的发生率约 10%,且与剂量相关,如果每日剂量低于 60 毫克,则发生率可降至 4% 左右。此外,治疗中使用过量时,有的冠心病患者可发生心绞痛;心功能不全患者可出现严重的心功能不全;高血压患者可伴有相对或绝对性低血压;约 0.5% 的患者发生晕厥。由于短效硝苯地平口服或舌下含化可引起诸如晕厥、心肌梗死甚至死亡等严重不良反应,目前主张应放弃使用短效钙通道阻滞药。硝苯地平控释片由于能按程序、定时、定量地释放、吸收,从而能减少硝苯地平普通片常见的头痛、面部潮红及晕厥等不良反应。长期应用较大剂量的硝苯地平,应避免突然停药,需要时宜逐渐减量后再停用。尼群地平不良反应与硝苯地平相仿,但较少。

2)氨氯地平:药物吸收代谢缓慢,在降低血管阻力的同时,不伴有心动过速。主要的不良反应为血管扩张所致的水肿与面部潮红,偶见肌肉痉挛和疼痛、鼻出血、眼结膜充血、性功能障碍等。因不良反应而停药的仅 1.1%。

3)维拉帕米：最常见的不良反应为便秘。短期服用该药时10%～25%的患者可出现便秘，长期服用则发生率高达50%。可用缓泻药治疗，大部分患者停药后便秘消失。此外，可出现心动过缓、头痛、眩晕、面部潮红、皮疹、神经过敏及皮肤瘙痒。静脉给药偶见一过性低血压、窦性停搏或房室传导阻滞。不良反应总的发生率为9%～10%，因严重不良反应停药者仅1%。

4)地尔硫䓬：不良反应的发生率为5%～10%，主要有头痛、头晕、踝部水肿、皮疹、皮肤潮红及胃肠道反应。偶尔发生窦房或房室传导阻滞，部分患者可出现直立性低血压，并可使原有心力衰竭加重。因不良反应停药者约3%，停药后不良反应可消失。

5.血管紧张素转化酶抑制药

(1)血管紧张素转化酶抑制药的种类：常用于降血压的血管紧张素转化酶抑制药有第一代卡托普利；第二代不含巯基的血管紧张素转化酶抑制药，如依那普利、苯那普利、地拉普利、赖诺普利、培哚普利等。

1)卡托普利：能抑制血管紧张素转化酶活性，降低血管紧张素Ⅱ水平，舒张小动脉等而使血压下降，临床适用于治疗各种类型的高血压。可作为第一线降血压药。每次6.25～25毫克，每日2～3次，口服。

2)依那普利：为不含巯基的强效血管紧张素转化酶抑制药，它在体内水解为依那普利酯而发挥作用，比卡托普利强10倍，且降血压作用慢而持久，其降血压疗效随轻、中、重度高血压递增（血压越高降血压明显），治疗到第四周达到最低。临床用于高血压及充血性心力衰竭的治疗。常用量为每次5～10毫克，每日1～2次，口服。最大剂量为每日40毫克。

3）地拉普利：在体内转化成活性代谢物，具有高亲脂性及弱促缓激肽作用，抑制血管壁血管紧张素转化酶的作用强于依那普利与卡托普利，干咳发生率较依那普利低。每次30～60毫克，每日1次，口服。

4）贝那普利：为不含巯基的强效、长效血管紧张素转化酶抑制药，肝、肾功能不全者可应用。临床用于治疗各型高血压和充血性心力衰竭患者。常用量为10毫克，每日1次，口服，可增至20～40毫克。严重肾功能不全者、心力衰竭者或服利尿药患者，初始剂量为每日5毫克；充血性心力衰竭者每日剂量为2.5～20毫克。

5）培哚普利：为不含巯基的长效、强效血管紧张素转化酶抑制药，在肝内代谢为有活性的培哚普利拉而起作用。作用产生较慢，口服后1～2小时起作用，每次4毫克，每日1次，可根据病情增至每日8毫克，老年患者及肾功能低下患者应酌情减量。

6）雷米普利：降血压机制及用途同依那普利，降血压作用是依那普利的10倍。不良反应为干咳，偶可使血沉和丙氨酸氨基转移酶升高，停药后恢复。口服后1小时达高峰，每次5～10毫克，每日1次，可根据病情增至每日8毫克，老年患者及肾功能低下患者应酌情减量。

（2）血管紧张素转化酶抑制药可用于治疗下列类型的高血压

1）各类型轻、中度高血压：包括正常、低、高肾素性高血压,用血管紧张素转化酶抑制药治疗均有良好疗效,单用血管紧张素转化酶抑制药治疗,约有70%高血压患者的血压可得到控制。低盐饮食、利尿药治疗,可明显增强血管紧张素转化酶抑制药的降血压疗效,血管紧张素转化酶抑制药与利尿药联用可使90%以上轻、中度高血压患者的血压得到有效控制。

2)高血压伴左室肥厚:采用血管紧张素转化酶抑制药不仅能抑制心肌细胞肥大,而且可抑制心肌间质增生,对高血压左室肥厚的消退作用优于钙通道阻滞药。

3)高血压伴心力衰竭:高血压与冠心病引起的左心功能障碍,使用血管紧张素转化酶抑制药治疗均安全有效,可使患者病死率明显下降,并提高其生活质量,改善其生存预后。其治疗原则是从小剂量试验性治疗开始,逐渐增加至患者能耐受的剂量,长期维持。

4)高血压合并糖尿病伴微蛋白尿:高血压、胰岛素抵抗和糖尿病之间存在密切的联系,早期糖尿病肾病患者,短期的临床观察证实,血管紧张素转化酶抑制药具有肯定的减轻微蛋白尿作用。

5)心肌梗死后高血压:急性心肌梗死后早期给予适当的血管紧张素转化酶抑制药治疗,对降低患者总病死率、减少心脏病死亡危险性、预防心力衰竭进一步恶化和改善左心室功能等,均有肯定作用。

6)除肾动脉狭窄外的慢性肾衰竭:对其他各种原因引起的肾脏损伤,血管紧张素转化酶抑制药均有治疗作用,可延缓患者肾功能的进行性衰退,减少死亡和防止严重肾衰竭等并发症。

7)老年高血压:对老年高血压患者,血管紧张素转化酶抑制药的疗效与青年人相似,且不引起脑血流减少,对糖、脂肪代谢无不良影响。

8)其他:高血压合并周围血管病或雷诺现象的患者。

(3)血管紧张素转化酶抑制药的不良反应

1)低血压效应:多见于血管紧张素转化酶抑制药首剂治疗中,尤其是伴有低血容量或与其他抗高血压药联用者,但常因无显著临床症状而被忽视。部分患者可由于低血压效应引起脏器低灌注,对冠心病患者,由于外周阻力下降引起冠脉灌注压下降,可出现心绞痛症状加重。不同血管紧张素转化酶抑制药引起的首剂低血压效应有差异,其中卡托普利和依那普利治疗中的首剂低血压发生率高,培哚普利(雅施达)则较少发生。

2)咳嗽:咳嗽发生率1‰~14%,出现于服药初期(数日或数周内),且有累加作用。临床发生率可能更高,有报道可达30%以上。其主要机制可能是肺组织内缓激肽和前列腺素生成增多。咳嗽有时可表现为刺激性干咳,但多不严重,停药后消失。

3)肾功能损害:虽然多数肾功能损害的患者血管紧张素转化酶抑制药治疗可改善肾脏功能,延缓肾功能不全的进展。但在双侧肾动脉狭窄、单侧孤立肾伴肾动脉狭窄及严重心力衰竭、低血压等情况下,血管紧张素Ⅱ是维持有效肾小球滤过压的决定因素,血管紧张素转化酶抑制药对肾小球动脉的舒张作用,以出球小动脉舒张为主,可引起肾小球有效滤过率下降,导致肾功能不全加重,出现一过性甚至永久性肾功能损害。肾功能不全患者,尤其是接受保钾利尿药或口服钾药补钾治疗的患者,部分可出现高钾血症和锌中毒。

4) 粒细胞减少：极少数肾功能不全患者或接受大剂量血管紧张素转化酶抑制药治疗时，在开始血管紧张素转化酶抑制药治疗后 3 个月内，可出现粒细胞减少，停药后多可自行恢复。

5) 对胎儿的毒性作用：胎儿可出现低血压、肾小管发育不良、发育缓慢、羊水过少或颅盖发育不良等严重毒性反应。

6) 其他：包括味觉障碍、皮肤潮红及血管性水肿等。血管性水肿严重者可致死，但极为罕见。

6.血管紧张素Ⅱ受体阻滞药

血管紧张素Ⅱ受体阻滞药治疗高血压时可保护或增加重要器官血流，如肾血流量增加，但肾小球滤过率不变。降低心脏前后负荷和体、肺循环静脉压，不影响心脏的收缩和传导，不引起交感肾素-血管紧张素-醛固酮系统反射性激活。不产生水钠潴留，反而有轻度利尿作用，不降血钾。无中枢抑制和直立性低血压，停药后无血压反跳。能改善血管顺应性，降低收缩压作用比其他降血压药好。能改善血流动力学异常，抑制过亢的血小板活性，调整内皮舒缩因子平衡，增强过氧化物歧化酶活性。对糖、脂质代谢和抗胰岛素至少具有中性作用，甚至有益。血管紧张素Ⅱ受体阻滞药使用方便，有效剂量范围小，不良反应不大，耐受性好，可改善高血压患者的生活质量。

常用的血管紧张素Ⅱ受体阻滞药有：①洛沙坦。又叫氯沙坦，商品名科素亚，每日 50 毫克，口服 1 次后，24 小时内能持续平稳控制血压。常用剂量范围 25～100 毫克，每日 1 次。

②缬沙坦。商品名代文,剂量 80～320 毫克,每日 1 次。③伊贝沙坦。商品名安博维,起始剂量和维持剂量都是 150 毫克,每日 1 次,24 小时平稳降血压,不良反应较小。

7. α受体阻滞药

α受体阻滞药亦为第一线降血压药,能显著降低高血压患者的收缩压和舒张压,与利尿药或 β 受体阻滞药合用有协同作用,约 50%的轻型高血压患者可用此药控制血压。其最大优点是没有明显的不良代谢作用,具有降低血浆胰岛素水平、改善糖耐量和血脂的良好作用,能使血清总胆固醇、低密度脂蛋白胆固醇和三酰甘油明显降低,使高密度脂蛋白胆固醇升高,变化幅度为 2%～5%,与利尿药或 β 受体阻滞药合用可对抗后二者对血脂的不利影响,故适宜于合并糖耐量降低和高胆固醇血症的高血压患者。α_1 受体阻滞药也适宜于舒张压比较高,用其他降血压药疗效不理想者,以及合并有周围血管病的高血压患者。此外,特拉唑嗪对改善前列腺肥大症状非常有效,适用于合并此种疾病的老年高血压患者。

(1)哌唑嗪:又称降压嗪,为选择性突触后 α 受体阻滞药,通过松弛血管平滑肌产生降血压作用。适用于治疗轻、中度高血压。由于本药既能扩张容量血管,降低前负荷,又能扩张阻力血管,降低后负荷,可用于治疗中、重度慢性充血性心力衰竭及心肌梗死后心力衰竭。口服开始 0.5 毫克,每隔 2～3 日增加 1 毫克,逐渐增至每日 6～15 毫克,分 2 次服用。特拉唑嗪和多沙唑嗪为喹唑啉类长效受体阻滞药,每日只需服用 1 次。特拉唑嗪起始剂量为 1 毫克,可逐渐加量,一般常用剂量为1～10毫克,最大剂量每日20毫克。多沙唑嗪起始剂量1毫克,常用剂量1～10毫克。该药初服时可有恶心、眩晕、头痛、嗜睡、直立性低血压,称为首剂现象,可于睡前服或自0.5毫克开始服用。特拉唑嗪与多沙唑嗪等长效制剂已较少出现上述不良反应,偶有口干、皮疹、发热、多关节炎等。

(2)乌拉地尔:又称压宁定,具有外周和中枢双重的作用机制。临床适用于各种类型高血压的长期治疗。起始剂量30毫克,常用剂量为每次60毫克,每日2次,口服。对各种高血压急症及围术期高血压的控制,可首先静脉推注25毫克,观察5分钟后,必要时再静脉推注25毫克,直至血压达到理想值。为了维持疗效或缓慢降血压,可将200毫克溶于500毫升液体内静脉滴注。不良反应可见头晕、恶心、疲劳、瘙痒及失眠等。

8.其他常用降血压药

除利尿药、β受体阻滞药、钙通道阻滞药、血管紧张素转化酶抑制药、血管紧张素Ⅱ受体阻滞药、α受体阻滞药降血压药外,还有以下几种常用降血压药物。

(1)作用于中枢神经部位的抗高血压药:代表药物是临床上广为应用的可乐定和甲基多巴。可乐定,主要适用于中、重度高血压,注射给药用于高血压急症。一般药量为0.075～0.15毫克,每日3次,口服最大剂量为每日0.9毫克,危重病例可用0.15～0.3毫克加入5%葡萄糖液20～40毫升内缓慢静脉注射,注后10分钟即起作用,30～60分钟达高峰,维持疗效3～6小时。甲基多巴降血压作用与可乐定相似,口服后5%

由胃肠道吸收,2～5小时见效,3～8小时达作用高峰,疗效持续24小时,一般用量为250毫克,每日1～2次,最大剂量可达1克,每日2次。这两种药物因其不良反应较多,目前仅在上述一线降血压药物疗效不佳时偶尔选用。甲基多巴现仍为一种重要的、经过认定有效的、能用于妊娠高血压的药物。

(2)抗去甲肾上腺素能神经末梢药:其代表药物是大家非常熟悉的利舍平和胍乙啶。利舍平是印度萝芙木所含的一种生物碱,国产萝芙木所含生物碱制剂称"降压灵"。利舍平作用微弱,不良反应较多,不宜长期服用;胍乙啶降血压作用强而持久,但不良反应也很大,目前已很少使用。

(3)作用于血管平滑肌的直接血管扩张药:常用的口服制剂有肼屈嗪及长压定,静脉制剂有硝普钠。肼屈嗪能进入血管平滑肌细胞而导致血管扩张。它主要作用于小动脉,并选择性降低脑动脉、冠状动脉、肾动脉的血管阻力,使肾血流量与肾小球滤过率增加,对中度原发性高血压,合并应用利尿药和β受体阻滞药可获良效。但不宜单独应用本药。口服剂量为每次12.5毫克,每日2次。长期服用有狼疮样反应。长压定降血压作用强而持久,同时增加肾血流量,保护残余肾功能,对于高血压合并肾功能不全的重症患者,在其他降血压药无效时,本药常是临床医生选用的最后"撒手锏"。口服量为每次5～40毫克,每日1次。其主要不良反应为面部长毛和水钠潴留,长期治疗可引起肺动脉高压。硝普钠属强烈血管扩张药,直接扩张动静脉。本药只能静脉给药,作用迅速但维持时间仅1～2分钟。临床主要用于高血压危象,或伴有心力衰竭的高血压患者。

9.控释、缓释降血压药

近年来,药物研制的方向正朝着"三效"(高效、速效、长效)和"三小"(毒性小、不良反应小、剂量小)发展。为此,降血压药物的控释、缓释及长效制剂也就应运而生了。

控释、缓释制剂实际上就是给降血压药片穿上了一套特殊的外衣。其特征是药物在体内缓慢、定时释放,并保持比较恒定的血液浓度,以达到平稳降血压的目的。以控释剂为例:它是由具有渗透性的药物核心及包裹其外的半透膜组成。核心本身分为两层:一是药物"活性"层;另一是具有渗透活性的"挤压"层。当来自胃肠道的水分进入片剂后,渗透"挤压"层的压力增加,挤压药物层,使药物通过小激光钻孔定时、缓慢释放。因此,这些药物不宜掰开服用。

降血压药物控释、缓释制剂的优点有:①药效维持时间长,一般在12～24小时。②每日只需服用1～2次,使患者容易接受,增加了依从性。③与短效降血压药物相比,降血压更持续、更平稳。④具有靶器官保护的作用,对患者的生活质量影响甚少。⑤可避免漏服现象,或避免因服用短效药物而出现夜间血压突然升高,导致心、脑血管并发症的发生。因此,高血压患者还是以选用控释或缓释降血压制剂为宜。

10.阿司匹林

对大批患者进行的临床观察已经证明,在高血压患者中,确诊合并冠心病或脑血管疾病,使用阿司匹林和某些其他抗血小板药物能减少致命和非致命性冠心病的发生。研究人员将9 399名高血压患者随机分成服用或不服用阿司匹林两组，其他治疗相同，观察4年左右，比较发现，每日服用阿司匹林75毫克使心肌梗死发生减少36％，心血管意外发生减少15％。但缺血性脑卒中或心血管疾病死亡率均无明显下降。而且在服用阿司匹林的患者中发现有胃肠道症状及鼻出血增加，虽然不很多，但比不服阿司匹林组要高。

因此，并不是所有的高血压患者都需要千篇一律地服用阿司匹林。高血压患者实验室检查血黏度升高时，或者对已发生过脑梗死、冠心病或糖尿病的患者，由于这些并发症常使血小板处于过度激活状态，为了预防再次发生，都应常规服用阿司匹林以抑制血小板功能，防止血栓形成。世界卫生组织和国际高血压联盟推荐：高血压患者在血压已得到良好控制后，如果综合评估发生心血管疾病危险性较高者（高危以上）而又没有胃肠道或其他部位严重出血危险性，应该使用小剂量阿司匹林（75～100毫克），目前常用的阿司匹林为肠溶片或水溶片。现普遍认为，每日75～100毫克的阿司匹林在预防脑卒中、心肌梗死的复发上与大剂量阿司匹林有相同作用。因此，每日75～100毫克为常用剂量。

11.单纯收缩期高血压的治疗

单纯收缩期高血压（又称"低压"不高的高血压）的治疗十分棘手，若降血压过甚会招致重要器官灌注不足，若任其持续升高，则心、脑血管并发症将增加2～4倍。看来适度降血压是有积极意义的。

一般认为，当收缩压超过 180 毫米汞柱时，随着全身动脉硬化的发展，患者心、脑、肾等脏器会发生不同程度的缺血，且有循环障碍。因此，单纯收缩期高血压同样必须治疗。就治疗效果而言，这种类型的患者，以降血压治疗来预防或减少心脑血管病的效果，要比舒张压升高者更为明显。有研究证明，积极控制单纯收缩期高血压，5 年脑卒中的发生率可降低36％。但降血压不宜过快、过低，而应缓慢、平稳，以在 2～3 个月内降至 140 毫米汞柱左右较为理想。

单纯收缩期高血压患者可以选择一种长效降血压药物（利尿药或血管紧张素，转化酶抑制药），采用较小剂量，避免快速剧烈降血压。如果服药 4～6 周后，收缩压未降至正常范围，可以将剂量缓慢递增，或者将利尿药和血管紧张素，转化酶抑制药两种降血压药小剂量联合使用。经过一段时间（3～6 个月）的治疗，如果血压仍未正常，则建议改为血管紧张素，转化酶抑制药和钙通道阻滞药联合治疗。采用上述方案（长效、小剂量）进行长期治疗，可以改善大动脉壁弹性，并避免短期快速降血压引起收缩压与舒张压同时下降的情况，从而达到主要使升高的收缩压下降的目的。当然，所有用药必须在医生的指导下进行，患者应配合医生，定期到医院复查血压，以便让医生了解用药疗效，及时调整治疗方案。

总之，对这类型特殊高血压，治疗时应谨慎处理。给药时必须注意：①不论何种药物，均应从小剂量开始，然后逐渐缓慢、谨慎加量，千万不可操之过急，以免血压下降过快，导致脑供血不足。②老年人多伴有其他疾病，用药时应注意药物的不良反应，并兼顾其他疾病的治疗。③应避免睡前服用降血压药物，以免夜间血压降得过低。

（三）高血压联合用药

1.降血压药的组合

起始即联合应用小剂量两种药物，如血压不能达标，可将其中药物的剂量增至足量，或添加小剂量第三种药物，如血压仍不能达标，将3种药物的剂量调至有效剂量。联合用药的目的是希望有药物协同治疗作用而相互抵消不良作用。固定的复方制剂虽不能调整个别药物的剂量，但使用方便，有利于提高治疗依从性。

为了最大程度取得治疗高血压的效果，就要求更大程度降低血压，要做到这一点，单药治疗常力不能及，单药增大剂量易出现不良反应。随机临床试验证明，大多数高血压患者为控制血压须用两种或两种以上降血压药，合并用药有其需要和价值。合并用药时每种药的剂量不大，药物间治疗作用应有协同或至少相加的作用，其不良反应可以相互抵消或至少不重叠或相加。合并使用的药物品种数不宜过多，以避免复杂的药物相互作用。合理的配方还要考虑到各药作用时间的一致性，配比成分的剂量要优选。因此，药物的配伍应有其药理学基础。

（1）降血压药物联合应用的优点

1）增加降血压效果：降血压药物联合应用可发挥协同作用，提高降血压效果，使血压平稳下降。例如，利尿药可以增加多种降血压药物的治疗效果。

2)减少用药剂量:几种药物共同发挥作用,可以减少每种药物的剂量。

3)可减少药物的不良反应,或者使不良反应相互抵消:例如,利尿药(氢氯噻嗪)与β受体阻滞药(普萘洛尔、阿替洛尔、美托洛尔等)合用,不仅可增加降血压效果,还可减少利尿药所致的低钾血症,因此可预防低血钾所引起的严重室性心律失常;利尿药与钙通道阻滞药(硝苯地平、尼群地平、尼莫地平、维拉帕米等)合用,不仅会增加降血压效果,还可减少钙通道阻滞药所致的水钠潴留现象;β受体阻滞药(如普萘洛尔、阿替洛尔等)减慢心率的不良反应,可被长压定增快心率的不良反应抵消,从而使心率保持正常。

(2)可以联合使用的降血压药物:①血管紧张素,转化酶抑制药与小剂量利尿药两者合用,可明显增强降血压作用。血管紧张素,转化酶抑制药还可减轻利尿药氢氯噻嗪引起的低血钾作用,但与保钾利尿药合用会产生高血钾。②利尿药与β受体阻滞药联合应用,β受体阻滞药除自身降血压作用不被干扰外,还可减弱利尿药对肾素系统的激活现象,可预防或减少利尿药引起低血钾所诱发的心律失常。但利尿药和β受体阻滞药均可干扰糖和脂肪代谢,导致血糖、血脂升高。③利尿药与钙通道阻滞药合用,可抵消钙通道阻滞药引起的水钠潴留,加强降血压效果,但不能消除。④血管紧张素,转化酶抑制药与钙通道阻滞药通过各自不同的作用环节,使外周阻力下降,增加降血压效果。⑤钙通道阻滞药与β受体阻滞药合用,可增加降血压效果,减少各自的不良反应。β受体阻滞药能消除钙通道阻滞药引起的心率加快、心输出量增加的不良反应;钙通道阻滞药可消除β受体阻滞药轻度增加外周阻力的作用。⑥β受体阻滞药与血管扩张药合用。β受体阻滞药可减弱血管扩张药导致的心动过速,两者合用可减弱各自的不良反应。⑦利尿药与α受体阻滞药合用,可增强降血压作用。利尿药可消除α受体阻滞药如哌唑嗪引起的水钠潴留,α受体阻滞药可逆转利尿药对血脂的不利影响。但开始使用α受体阻滞药前最好停用利尿药2天,开始两药勿同时合用,以避免由于利尿药所致的低血容量,而加重出现α受体阻滞药的直立性低血压不良反应。

许多患者需要两种以上药物合用,可参考上述搭配组合。合并用药有2种方式:①采取各药的按需剂量配比处方,其优点是可以根据临床需要调整品种和剂量。②采用固定配比复方,其优点是方便,有利于提高患者的依从性。20世纪50年代末以来,我国研制了多种复方制剂,如复方降压片、降压0号等,以当时常用的利舍平、双肼屈嗪(血压达静)、氢氯噻嗪为主要成分,因其有一定降血压效果,服药方便且价格低廉而广泛使用。近年来多类新降血压药问世,按上述组合的复方制剂,涌现出不同类别、不同品种、不同剂量配比的许多复方制剂,如海捷亚、安博诺、复代文等。小剂量固定复方制剂(如百普乐等)既有不同作用机制药物对降血压的协同作用,同时也使剂量依赖性不良反应最小化。

2.复方降血压制剂

目前市场上的常用复方制剂主要有复方降压片、复方罗布麻片等。从复方制剂的成分构成看,少者数种,多者十余种。例如，复方降压片，每片含利舍平 0.03 125 毫克，肼屈嗪 3.125 毫克，氢氯噻嗪 3.125 毫克，异丙嗪 2.083 毫克，氯氮草 2 毫克，维生素 B_1 1 毫克，维生素 B_6 1 毫克，泛酸钙 1 毫克，氯化钾 30 毫克，三硅酸镁 30 毫克。复方罗布麻片中除罗布麻、野菊花、汉防己成分外，余同复方降压片。

利舍平主要优点是无直立性低血压之虞，不良反应较小。缺点是有少数患者会发生抑郁症，还有就是出现消化道出血等症状。因此，有消化道疾病者慎用，老年患者也最好不用。现在使用利舍平的越来越少。

氢氯噻嗪的优点是价格便宜。缺点是会产生直立性低血压、高尿酸血症、高胆固醇血症、葡萄糖耐量下降、高钙血症、低钾血症、低镁血症。后二者可因复方降压片中含有氯化钾和泛酸镁而得到补偿。

异丙嗪（非那根）是组胺受体拮抗药，具有中枢神经安定的作用，能够治疗失眠。

目前少用复方降压制剂的原因主要是与其含有利舍平有关。利舍平在现代抗高血压治疗中的应用越来越少。利舍平能引起老年性抑郁症，老年性抑郁症不易诊断也不易治疗，鉴别诊断须与老年人孤独、少言、性格不开朗区分。利舍平还能引起消化道出血，有消化道疾病的高血压患者慎用。另外，有人认为利舍平与乳腺癌的发生有关。

以目前高血压治疗的观点来看，复方降压片的配伍不甚合理。利舍平能透过血脑屏障进入大脑，具有镇静作用，患者长期应用有时会出现抑郁症，重者甚至会自杀，而且可诱发或加重溃疡。肼屈嗪虽然有明显降血压作用，但目前研究证明它非但不能使左心室肥厚消退，而且还会使心脏重量增多，不能用于左室肥厚的患者。氢氯噻嗪长期应用可引起电解质紊乱,增加血中胆固醇、三酰甘油的浓度,引起高尿酸血症、高血糖及高血钙等。美国和英国的一些抗高血压临床试验结果表明,使用氢氯噻嗪后尽管血压较治疗前明显下降,但冠心病的发生和死亡率并未降低,甚至还略微上升,这可能与氢氯噻嗪对糖和脂肪代谢有不良影响有关,因而降血压治疗的好处被血脂升高作用抵消了。所以,对高血压患者一味用复方降压制剂来治疗是不正确的和片面的。治疗高血压应遵循个体化治疗原则,对高血压合并高血脂、糖尿病、左心室肥厚和老年高血压患者最好不用复方降压片等复方制剂。此类药物最终将被其他降血压药物,如血管紧张素转化酶抑制药、钙通道阻滞药、β受体阻滞药等所取代。

3.不能合并口服的降血压药

(1)复方罗布麻片与半夏露:高血压患者伴有上呼吸道感染,如有咳嗽、哮喘等症,将复方罗布麻片与半夏露合用,结果高血压治疗效果反而差了,主要是半夏露中含有盐酸麻黄素成分,它除了能松弛支气管平滑肌、缓解咳嗽与哮喘外,还能促使去甲肾上腺素释放,具有升高血压的功效,显然对高血压患者不利。二者不宜合用。以异丙肾上腺素(喘息定)、沙丁胺醇(舒喘灵)、氨茶碱等代替半夏露为好。

(2)可乐定与普萘洛尔:高血压患者伴有轻度心律失常,将可乐定与普萘洛尔并用,结果却造成血压过度下降,主要由于二者功效相互增强之故。因此,对一般高血压患者应慎用;对严重高血压患者仅限于短期内使用,即疗程不适合超过

1周。

（3）胍乙啶与丙咪嗪：长期患高血压患者伴有抑郁症，将二药合用，结果降血压效果减弱，主要是二者功效对抗，不能同用。

（4）胍乙啶与乙醇：高血压患者服用胍乙啶后饮酒，结果发生严重的直立性低血压，即站立时血压会下降，这是由于胍乙啶的高血压治疗效果，加之酒中的乙醇（俗称酒精）有血管扩张功效，交感神经反射性调节血管张力的功能失调，致使血液因重力功效流向下肢，而导致脑部暂时性缺血，此时极易摔倒发生危险，故高血压患者必须禁酒。

（5）甲基多巴与左旋多巴：患有震颤麻痹症的朋友们需用左旋多巴治疗，但同时患有高血压，便与甲基多巴合用，结果高血压治疗效果虽有所加强，但震颤麻痹症却趋向恶化，这是由于甲基多巴能抑制脑中脱羧酶等所致，故不适合使用，但可改用复方降压片或珍菊降压片治疗。

（6）甲基多巴与普萘洛尔：严重高血压患者选用甲基多巴与普萘洛尔治疗，结果二者功效相加，血压下降过多，机体难以适应，故对一般高血压患者不适宜合用。但对顽固性高血压患者可酌情考虑。

（7）帕吉林（优降宁）与盐酸麻黄素片：高血压患者在应用帕吉林治疗过程中，因哮喘发作，便与盐酸麻黄素片合用，结果发生过度升压反应而进行抢救。主要由于盐酸麻黄素片具有升压功效，与帕吉林合用时，其功效被增强和延长，故不适合用盐酸麻黄素片，而应改用沙丁胺醇或氨茶碱等治疗。

（8）利舍平与普萘洛尔：高血压患者伴有期前收缩症状，将利舍平与普萘洛尔合用，结果二者功效相加，既可导致血压明显下降,又可使冠状动脉流量明显减少发生危险,因此不能同用。

(9)复方降压片与多塞平片:高血压患者患有忧郁症,合用复方降压片与多塞平以后,二者疗效都减弱了。因多塞平片在发挥缓和抑郁功效的同时,尚有升压功效,而复方降压片中含有利舍平,除高血压治疗效果外,又有镇痉功效与抑郁状态,二者功效相对抗不适宜合用,可改用罗布麻、野菊花、桑寄生等治疗。

(10)珍菊降压片与苯乙双胍:高血压患者又患糖尿病,于是将珍菊降压片与苯乙双胍合用,结果糖尿病症状加剧。主要是珍菊降压片中含有氢氯噻嗪成分,能抑制胰岛素的分泌,使血糖升高,甚至发生昏迷。因此,需改用不含氢氯噻嗪的其他降血压药物。

4.选用降血压药要注意并发症

降血压药物多具有程度不同的不良反应,尤其是高血压同时患有其他疾病时,某些降血压药物会对其造成不良影响。因此,在选用降血压药物时,切不可顾此失彼,否则将会使其他病病情加重,甚至给患者造成新的损害。患下列常见疾病的高血压患者,在选用降血压药物时需特别注意。

(1)胃、十二指肠溃疡:患有胃或十二指肠溃疡的高血压患者,不宜选用利舍平和苯乙双胍,因为这两种药能促进胃酸分泌,从而使溃疡加重。

(2)精神抑郁症:伴有这种疾病的高血压患者,不宜选用利舍平、苯乙双胍及甲基多巴。因为这些药物具有抑制中枢神经、加重抑郁症的作用,倘若将这几种药物同时合用,其不良反应则更加严重,常可引起严重后果。

(3)**慢性腹泻**:高血压患者发生慢性腹泻时,不宜选用利舍平、苯乙双胍、胍乙啶。因为这些药物能促进胃肠蠕动,引起消化腺体分泌增多,从而导致腹泻更为严重。

(4)**心力衰竭或支气管哮喘、慢性阻塞性肺病**:患有心力衰竭或支气管哮喘、慢性阻塞性肺病的高血压患者,不宜选用普萘洛尔。因为这种药物能抑制心肌,引起支气管收缩,可使心力衰竭和支气管哮喘加重。尤其需要注意的是,因心力衰竭而使用洋地黄的患者,若同时使用利舍平,则可引起心搏骤停或心律失常。

(5)**糖尿病**:高血压患者同时伴有糖尿病时,不宜选用氢氯噻嗪及二氮嗪,因为这些药物可导致血糖升高,使糖尿病加重。

(6)**严重动脉硬化,心、脑、肾循环障碍**:同时合并这些疾病的高血压患者不宜选用胍乙啶,否则可引起患者的血压骤降,导致心、脑、肾缺血,这种情况一旦发生,后果极为严重。

(7)**高脂血症**:同时患有高脂血症的高血压患者不宜选用氢氯噻嗪、普萘洛尔等药物,因为这些药物会影响血脂代谢,进而加重高脂血症。

(8)**痛风**:高血压患者发生痛风时,不宜选用利尿药(如氢氯噻嗪等),因为这类药物会使血中尿酸增高,进而加重痛风。

（四）老年高血压

1.老年高血压的特点

老年指年龄大于或等于 65 岁者,我国老年人群高血压患病率高达 49％。早期,人们认为老年高血压是血压随年龄增长而升高的生理现象,不必治疗,但研究表明,老年高血压是危害老年人生存和生活质量的重要因素,积极治疗可明显降低脑卒中等重要心脑血管事件的危险性。无论年龄大小,都应该在医生的指导下控制血压,使之尽量降至正常范围。老年高血压的特点主要有:

（1）单纯收缩期高血压多见。老年人由于动脉硬化,动脉壁的弹性和伸展性降低,收缩期的弹性膨胀和舒张期的弹性回缩幅度减弱,缓冲能力降低,导致收缩压升高,舒张压降低,脉压差增大。所以,老年人常表现为单纯收缩期高血压。

（2）血压波动大。血压昼夜波动的节律异常,对心脑肾等靶器官的损害大;易受环境改变的影响而产生应激反应,使诊室血压大大高于自测血压;易发生晨峰血压增高,即起床后 2 小时内的收缩压平均值(包括夜间睡眠时间最低值在内 1 小时的平均值)≥35 毫米汞柱。建议测量 24 小时动态血压,以便明确血压波动情况,调整用药方案;提倡家庭自测血压。

（3）老年人高血压易受体位变动的影响。直立性低血压的发生率较高,特别是在抗高血压药物治疗中更易发生,这与

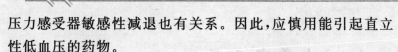

压力感受器敏感性减退也有关系。因此,应慎用能引起直立性低血压的药物。

(4)老年人味觉灵敏度下降往往吃菜很咸,而肾脏对水盐调节能力下降,血压对盐更敏感。摄入盐过多会使血压升高,降血压药疗效降低,血压难以控制。

(5)老年人常合并其他心血管危险因素,更容易发生靶器官损害和心血管疾病;因多种疾病并存而用药种类多,易发生药物之间的相互作用及不良反应。

(6)老年人高血压以收缩压升高为主,对心脏危害性更大,更易发生心力衰竭,同时也更易发生脑卒中。

(7)老年人β受体的反应性降低,因此对β受体阻滞药的耐受性更好,但依然有引起心动过缓和充血性心力衰竭的危险。

(8)老年人对血容量减少和交感神经抑制敏感,这可能是与老年人心血管反射减退有关。

(9)老年人抗高血压药物治疗初始剂量、增加剂量比年轻的高血压患者小,间隔时间也应比年轻高血压患者长。

(10)老年人神经系统功能较低,更易发生药物治疗时的抑郁症,因此应避免选用作用于中枢神经系统的抗高血压药物,如可乐定、甲基多巴等。

2.老年高血压的并发症

老年人由于生理功能减退,常有冠心病、糖尿病、高尿酸血症、高脂血症、肥胖症等,患高血压后容易引起心、脑、肾的并发症,如心绞痛、心肌梗死、脑卒中、肾功能不全等,此时需

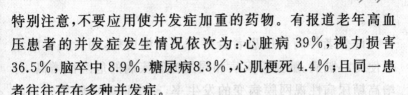

特别注意,不要应用使并发症加重的药物。有报道老年高血压患者的并发症发生情况依次为:心脏病 39％,视力损害 36.5％,脑卒中 8.9％,糖尿病8.3％,心肌梗死 4.4％;且同一患者往往存在多种并发症。

　　脑血管事件和冠心病事件的危险性与血压水平有关,脑卒中或短暂性脑缺血是高血压病的主要脑血管并发症,脑卒中则是我国老年高血压患者致死、致残的首要危险因素。在高血压性脑卒中生存者的一些试验中证实了降血压治疗可使脑卒中危险性降低 29％,甚至血压最轻微的降低,也常可使心脑血管事件发生的绝对危险性得以降低。对于急性缺血性或出血性脑卒中患者,应积极控制血压,给予及时的相关治疗,尽快稳定病情。

　　老年高血压病患者大多伴有冠心病,业已证明有冠心病史的患者有非常高的冠心病事件复发率。当代研究提示,β受体阻滞药可使心肌梗死和心血管性死亡发生率降低约 1/4,近代研究还证明β受体阻滞药可使心衰患者心血管致残危险性降低,而以前则认为此组患者为β受体阻滞药禁忌证,钙通道阻滞药的试验研究未能提供对心力衰竭患者有益的证据,特别是对老年人。

　　高血压既是肾脏疾病的一个原因,也是其一种结局,老年高血压患者在肾功能退化的基础上,高血压是加重肾功能损害,导致肾衰竭最常见的原因和危险因素,控制血压将可延缓肾衰竭的进程。某些抗高血压药物,特别是血管紧张素转化酶抑制药除降血压外,是否阻止肾病发展进程,还有待研究确定。早期肾功能不全患者使用血管紧张素转化酶抑制药,特别是具有双通道排泄功能的血管紧张素转化酶抑制药更为适宜。

许多老年高血压患者合并有 2 型糖尿病，两者并存的结果使得心脏病、脑血管疾病和周围血管疾病的危险性增高，并增高糖尿病性视网膜病变的发生率，初步证明血管紧张素转化酶抑制药可减缓肾功能减退的速率，伴有糖尿病的老年高血压患者服用该药可将血压降至最低目标水平。

3.老年高血压的治疗

老年高血压的治疗要以平稳、安全为重，从小剂量开始，注意目标血压值不要太低，防止重要脏器供血不足。老年高血压患者的降血压标准可放宽至 150/90 毫米汞柱以下，如能耐受可降至 140/90 毫米汞柱以下。降血压速度要慢，防止直立性低血压，用药前后测量坐立位血压。2013 年欧洲高血压指南推荐降血压目标：①年龄低于 80 岁的老年人，收缩压控制在 140～150 毫米汞柱，如患者一般情况好，能耐受，收缩压可进一步降低到 140 毫米汞柱以下。②年龄大于 80 岁，如果一般情况和精神状态较好，收缩压可控制在 140～150 毫米汞柱。③对于虚弱的老年人，是否需降血压治疗由临床医生根据其对治疗效果的监测来决定。④对于所有老年人，舒张压应控制在 90 毫米汞柱以下；如有糖尿病，应进一步降至 85 毫米汞柱以下。对老年人来说，舒张压在 80～85 毫米汞柱较安全且能被患者耐受。

针对老年高血压患者，需进行规律的体育锻炼、降低体重、增加蔬菜水果摄入、减少盐和乙醇的摄入量，并要戒烟等。

老年高血压的药物治疗主要包括以下几个方面。

（1）各种降血压药应根据不同情况选用。各类药物都可选用。低肾素，老年单纯收缩期高血压（ISH）者多用利尿药或长效钙通道阻滞药；伴心力衰竭及肾病（如糖尿病肾病）者，宜用血管紧张素转化酶抑制药或血管紧张素Ⅱ受体阻滞药；对伴心肌梗死者可用β受体阻滞药及血管紧张素转化酶抑制药。

（2）不同类别的降血压药物联合应用能比单一用药更大幅度地降低血压，降血压幅度大约是单用一种药物时的2倍，即降低8%～15%。对于很多高血压患者来说，单一药物治疗并不能使血压降至理想水平，而单一药物剂量的增加常伴随不良反应的加大，往往使患者难以耐受，此时最佳的选择便是联合用药。

（3）老年人常有药代动力学的变化，一般情况下，随年龄的增长，体内脂肪量增加，而水分、血浆容量、肌肉总量降低，导致脂溶性药物的分布容积降低。由于肝肾功能常有降低，老年高血压患者的药物代谢和排出率降低。因此，在使用下列药物时应考虑减量，如噻嗪类利尿药、氨苯蝶啶、维拉帕米、血管紧张素转化酶抑制药、水溶性β受体阻滞药、可乐定、甲基多巴等。

（4）老年人肝脏对钙通道阻滞药的清除率低。老年人α受体阻滞药和拉贝洛尔的药代动力学无降低，而β受体的敏感性降低，但α受体功能正常。在降血压的速度方面，不宜快速降低血压。主要原因在于老年人脑循环和其他循环系统的功能需要在较高循环压力情况下维持正常，虽然对降血压治疗可以进行自身调节和适应，但常需要数天才能适应。因此，即使在需要快速降血压的老年人中，开始降血压幅度也不宜超过 25%。

（5）除了降血压治疗外，老年人一般靶器官损害和并发症较多，需注重多重干预，个体化治疗。

九、中医治疗高血压

（一）中药治疗

1.高血压的药物调理

中医学认为,高血压病是因情志内伤、饮食不节、劳倦损伤,或因年老体衰、肾精亏损等导致脏腑阴阳平衡失调,风火内生,痰瘀交阻,气血逆乱所致,因此中医提倡从整体着手,这样才可以从根本上治疗高血压。以下就是不错的中医治疗调理方案。

高血压或轻度血压高的人,可以用桑叶、桑枝、芜蔚子各15克,用布包好,放在锅里煮水,用来泡脚,长期坚持会有良好的效果。

莲藕是甘寒的,有很好的清热作用。买回来以后,去皮、去节,切成大块,榨汁,然后滤掉杂质喝汁,有降血压的功效。

高血压患者更要加倍小心中风。大家都知道高血压的患者如果有剧烈的情绪波动,就加重了内热,热极了就是火,邪火上冲,人体经不住这样的压力,就会出现脑出血,这在中医学也是中风的一种。

由于老年人身体衰老退化，本身就比较脆弱，更禁不住外界的刺激，所以在养阴清热的同时，一定要调节好情志，防止高血压转化为脑中风。

另外，在饮食上，中医提倡高血压患者需要注意的是不要吃刺激性的食物，第二是高热能的食物不要吃，第三是容易生痰的食物不要吃。

在生活上，中医建议高血压患者要养成健康的生活方式，要戒掉两个不好的习惯，一个是吸烟，一个是喝浓茶。清茶化痰，浓茶生痰，所以即便茶里含有软化血管的成分，心脏不好的人还是不应该大量喝浓茶。

2.辨证治疗高血压

（1）肝火上炎：眩晕，头胀痛，面红目赤，口苦口干，瘦黄便秘，心烦易怒，舌红苔黄，脉弦数。治宜平肝泻火。方用龙胆泻肝汤加减：龙胆草12克，栀子9克，黄芩10克，柴胡12克，牡丹皮15克，当归15克，赤芍15克，生地黄15克，决明子15克，钩藤15克，夏枯草30克，泽漆12克，车前子12克。如大便秘结者，加大黄6克。

（2）阴虚阳亢，肝阳化风：眩晕，头痛，耳鸣，耳聋，面部潮红，腰膝酸软，口苦咽干，心烦不寐，尿黄便结，舌红苔薄或黄，脉弦细数。治宜育阴潜阳，凉肝熄风。方用育阴潜阳凉肝汤：代赭石30克，怀牛膝15克，龙骨15克，牡蛎15克，钩藤30克，菊花15克，生地黄15克，石决明15克，玄参30克，生白芍15克，枸杞子15克，桑寄生15克，女贞子15克。如出现肝阳化风之症,加用天麻 15 克,全蝎(后下)15 克。

(3)痰湿中阻:头昏沉重,眩晕欲倒,伴肢体沉重,下肢水肿,舌质淡,苔白腻,脉濡缓。治宜豁痰开窍,清热利湿。方用半夏天麻白术汤合温胆汤加减:天麻 20 克,半夏 15 克,云茯苓 15 克,白术 9 克,陈皮 15 克,竹茹 15 克,胆南星 12 克。

(4)肝旺脾虚:头痛头晕,失眠多梦,胸胁痞满,腹胀纳少,呕恶便溏,舌淡边缘有齿痕,苔薄白,脉弦细。治宜培土健中缓肝。方用健脾缓肝汤合逍遥散加减:党参 15 克,白术 12 克,云茯苓 15 克,山药 15 克,陈皮 15 克,生薏苡仁 15 克,木瓜 15 克,山茱萸 15 克,生白芍 20 克。如头晕重,耳鸣者,加天麻 15 克,磁石 30 克,川牛膝 20 克。

3.能降血压的单味中药

(1)地骨皮:取地骨皮 60 克,加水 3 碗,煎至 1 碗,煎好后加入少量白糖,或加猪肉煎煮,隔日 1 剂,5 剂为 1 个疗程,必要时加服第 2~3 个疗程。

(2)青葙子:取青葙子 30 克,水煎 2 次,取汁混匀分 3 次服,1 周为 1 个疗程。治疗高血压近期疗效良好。

(3)牡丹皮:用牡丹皮 30~45 克,水煎至 120~150 毫升,每日 3 次分服。

(4)樱桃叶:取鲜樱桃叶 100 克(干樱桃叶 60 克),水煎成 300 毫升,早晚各服 150 毫升,每服 10 天为 1 个疗程。

(5)钩藤:用钩藤 30 克,加水 100 毫升,煎煮 10 分钟,分早晚口服,每日 1 剂,30 天为 1 个疗程,有明显的降血压作用。但在煎煮时应以 10 分钟为宜,若超过 20 分钟则降血压效果明显减弱。

(6)花生仁：取花生仁（不去红皮）适量，浸泡在食醋中1周以上（时间越长越好），每晚临睡前取3～4粒，嚼碎吞服，连服7天为1个疗程，一般经治1个疗程，血压就可降至正常。

(7)芹菜籽：用芹菜籽30克，加水250毫升，煎成140毫升，每日1剂，2次分服，30天为1个疗程。

(8)罗布麻叶：每日用罗布麻叶3～6克，开水冲泡后当茶饮，或早晚煎服。

(9)决明子：用决明子10克以上，分上、下午2次开水冲泡当茶饮，有明显降血压作用，且无任何不良反应。

4.降血压中成药

(1)脑立清丸：具有镇肝潜阳降逆的功效。适用于气血上逆的头目眩晕，头痛脑胀的高血压病。每次10～15粒，每日2～3次，饭后温开水送服。

(2)清脑降压片：具有滋阴清肝，潜阳降血压的功效。适用于头目眩晕，失眠烦躁，耳鸣耳聋，舌红少苔等肝阴虚，肝火旺的高血压病。每次口服4～6片，孕妇禁忌。

(3)山菊降压片：具有平肝潜阳的功效。适用于阴虚阳亢所致的头痛眩晕，耳鸣健忘，腰膝酸软，五心烦热，心悸失眠；高血压病见上述症候者。每次口服5片，每日2次；或遵医嘱。

(4)杜仲降压片：具有补肾，平肝，清热的功效。适用于肾虚肝旺之高血压。每次口服5片，每日3次。

(5)清肝降压胶囊：具有清热平肝，补益肝肾的功效。适用于高血压病肝火亢盛,肝肾阴虚证。症见眩晕,头痛,面红耳赤,急躁易怒,口干口苦,腰膝酸软,心悸不寐,耳鸣健忘,便秘溲黄。每次口服3粒,每日3次;或遵医嘱。

(6)山绿茶降压片:具有清热泻火,平肝潜阳的功效。适用于眩晕耳鸣,头痛头胀,心烦易怒,少寐多梦;高血压、高脂血症见于上述症者。每次口服2~4片,每日3次。

(7)心脉通胶囊:具有活血化瘀,通脉养心,降压降脂的功效。适用于高血压、高脂血症等。每次口服4粒,每日3次。

(8)牛黄降压丸:具有清心化痰,平肝安神的功效。适用于心肝火旺,痰热壅盛所致的头晕目眩,头痛失眠,烦躁不安;高血压病见上述症者。每次口服1~2丸,每日1次。

(9)牛黄降压片:具有清心化痰,平肝安神的功效。适用于心肝火旺,痰热壅盛所致的头晕目眩,头痛失眠,烦躁不安;高血压病见上述症者。每次口服3片,每日2次;或遵医嘱。

(10)牛黄降压胶囊:具有清心化痰,平肝安神的功效。适用于心肝火旺、痰热壅盛所致的头晕目眩,头痛失眠,烦躁不安;高血压病见上述症者。每次口服2~4粒,每日1次。

(11)复方杜仲片:具有补肾,平肝,清热的功效。适用于肾虚肝旺之高血压征。每次口服5片,每日3次。

(12)醒脑降压丸:具有通窍醒脑,清心镇静,抗热消炎的功效。适用于高血压病言语不清,痰涎壅盛。每次口服10~15粒,每日1~2次。

(13)降压平片:具有降血压,清头目的功效。适用于高血压及高血压引起的头晕目眩。每次口服4片,每日3次。

(14)复方罗布麻颗粒:具有清热,平肝,安神的功效。适用于高血压,神经衰弱引起的头晕,心悸,失眠等症。每次开水冲服1～2袋,每日2次。

(15)复方罗布麻片:具有清热,平肝,安神的功效。适用于高血压,神经衰弱引起的头晕,心悸,失眠等症。每次口服2片,每日3次。维持量为每日2片。

5.泡足治疗高血压

(1)吴茱萸15克,黄柏15克,知母15克,生地黄15克,牛膝30克,生牡蛎50克。以上6味加水煎煮,去渣倾入盆内,浸洗足部10分钟,每日1次,7～14天为1个疗程。具有清热燥湿,疏肝除烦的功效。适用于阴虚阳亢型高血压,症见眩晕、颜面红赤、口苦口干等。

(2)磁石18克,石决明18克,桑枝6克,枳壳6克,当归6克,党参6克,黄芪6克,乌药6克,蔓荆子6克,白蒺藜6克,白芍6克,炒杜仲6克,牛膝6克,独活18克。以上前2味加水先煎汤,再加入其余12味共煎为药液,洗浴双足,每日1次,每次1小时,10天为1个疗程。为保持水温,洗浴过程中可添加热水。具有镇肝熄风,柔肝补肾,益气养血的功效。适用于高血压引起的头痛、眩晕、麻木等。

(3)钩藤20克,冰片少许。钩藤切碎,加冰片,入布包,放入盆内,加入温水,浸泡洗浴双足,每日晨起和晚上睡觉前各洗1次,每次30～45分钟,10天为1个疗程。为保持水温,洗浴过程中可添加热水。具有清热平肝,熄风止痉的功效。适用于高血压。

(4)桑枝15克,桑叶15克,茺蔚子15克。3味加水1000

毫升煎至 600 毫升,去渣取汁,待水温 40℃～50℃时泡洗足部 30 分钟,每日 1 次,洗毕睡觉。为保持水温,洗浴过程中可添加热水。具有疏风清肝,化瘀止痛的功效。适用于高血压等原因引起的头痛。

(5)夏枯草 100 克,枸杞叶 150 克。将 2 味药放入锅中,加水适量,煎煮 30 分钟,去渣取汁,与开水同入泡足桶中,先熏蒸后泡足,并配合足底按摩,每天 1 次,每次 30～40 分钟,20 天为 1 个疗程。具有平肝潜阳,清肝泻火的功效。适用于肝阳上亢型高血压,症见血压升高、眩晕头痛、头胀耳鸣、头重足轻、心烦易怒、失眠多梦、面红赤、目涩口干、颈项发硬、腰膝酸软、手足心热、舌红少苔或无苔。

(6)罗布麻 100 克,决明子 150 克,红茶 5 克。将 3 味药放入锅中,加水适量,煎煮 30 分钟,去渣取汁,与开水同入泡足桶中,先熏洗后泡足,并配合足底按摩,每天 1 次,每次 30～40 分钟,20 天为 1 个疗程。具有平肝潜阳,清肝泻火的功效。适用于肝阳上亢型、肝火型原发性高血压。

(7)柿叶 150 克,香蕉皮 300 克。将 2 味放入锅中,加水适量,煎煮 30 分钟,去渣取汁,与开水同入泡足桶中,先熏蒸后泡足,并配合足底按摩,每天 1 次,每次 30～40 分钟,20 天为 1 个疗程。具有清热利湿,降血压的功效。适用于肝阳上亢型、痰湿型原发性高血压。

(8)槐米 100 克,野菊花 80 克,苦丁茶 5 克。将 3 味放入锅中,加水适量,煎煮 30 分钟,去渣取汁,与开水同入泡足桶中,先熏蒸后泡足,并配合足底按摩,每天 1 次,每次 30～40 分钟,20 天为 1 个疗程。具有滋补肝肾,软化血管,清热降血压的功效。适用于肝肾不足型原发性高血压,症见头昏头痛、眩晕耳鸣、腰膝酸软、面部升火等。

(9)绞股蓝 30 克,枸杞叶 100 克,绿茶 5 克。将 3 味放入锅中,加水适量,煎煮 30 分钟,去渣取汁,与开水同入泡足桶中,先熏蒸后泡足,并配合足底按摩,每天 1 次,每次 30～40分钟,20 天为 1 个疗程。具有滋补肝肾,软化血管,清热降血压的功效。适用于肝肾不足型原发性高血压。

(10)杜仲 40 克,怀牛膝 50 克,夏枯草 60 克,生地黄 30克,泽泻 20 克,钩藤 15 克,益母草 50 克,槐花 20 克。将以上药物放入锅中,加水适量,煎煮 30 分钟,去渣取汁,与开水同入泡足桶中,先熏蒸后泡足,并配合足底按摩,每天 1 次,每次30～40 分钟,20 天为 1 个疗程。具有滋补肝肾,软化血管,清热降血压的功效。适用于肝肾不足型原发性高血压。

6.中药外治高血压

处方 1　吴茱萸 20 克,山药 20 克。2 味共研细末备用。取药末 5～10 克敷于脐中,外用胶布固定,3 天换药 1 次,连用1 个月为 1 个疗程。具有降逆下气的功效。适用于阴虚阳亢所致的头晕头痛,血压升高者。

处方 2　吴茱萸 50 克,川芎 50 克。2 味共研细末备用。取药末 5～10 克敷于脐中,外用胶布固定,3 天换药 1 次,连用1 个月为 1 个疗程。具有疏肝降逆止痛的功效。适用于高血压头痛。

处方 3　珍珠母、槐花、吴茱萸各等份,米醋适量。前 3 味共研细末,过筛收贮。用时取药末适量,加米醋调成膏状,敷于脐部和双侧涌泉穴,外用消毒纱布覆盖,并用胶布固定,每日换药 1 次,连用 10 天为 1 个疗程。具有镇心定惊的功效。适用于原发性高血压,属肝阳上亢型,症见眩晕、易怒、面红、脉弦者。

　　处方 4　桂枝 3 克,川芎 2 克,罗布麻叶 6 克,龙胆草 6 克。以上 4 味共研细末,用酒调成膏状敷于脐部,然后用伤湿止痛膏固定,每日换药 1 次,连用 10 天为 1 个疗程。具有降血压的功效。适用于高血压。

　　处方 5　桃仁 12 克,杏仁 12 克,栀子 3 克,胡椒 7 粒,糯米 14 粒,鸡蛋清 1 个。以上前 5 味共研细末,再用鸡蛋清调成糊状,睡前敷于双侧足心涌泉穴,涂药 5 分钟后再涂 1 次,然后消毒纱布包扎,早晨除去,每日用药 1 次,连用 6 次为 1 个疗程。具有活血通络的功效。适用于高血压。

　　处方 6　天南星 3 克,附子 3 克,醋适量。将前 2 味研为细末,再与醋调匀成糊状,敷于脚心涌泉穴。具有散寒燥湿,祛风止痉,消肿散结的功效。适用于高血压。

　　处方 7　蓖麻仁 50 克,附子 20 克,吴茱萸 20 克,生姜 150 克,冰片 10 克。以上前 3 味共研细末,生姜捣烂如泥,与药末和冰片调成膏状,睡前敷于双侧足心涌泉穴,涂药 5 分钟后再涂 1 次,然后消毒纱布包扎,早晨除去,每日用药 1 次,连用 7 次为 1 个疗程。具有温中止痛,祛风活血的功效。适用于高血压。

　　处方 8　肉桂、吴茱萸、磁石各等份,蜂蜜适量。前 3 味共研细末,加入蜂蜜调成膏状,睡前敷于双侧足心涌泉穴,阳亢者配太冲穴,阴阳不足者配足三里穴,每次贴 2 穴,轮流使用,每晚临睡前换药 1 次,艾灸 20 分钟。具有温肾回阳,镇静安神,潜阳纳气的功效。适用于高血压。

处方 9 吴茱萸 30 克，米醋适量。将吴茱萸研为细末，再用醋调成糊状，每晚贴在两足心涌泉穴，保持 12 小时，次日早晨洗去，每天换药 1 次，连用 4～5 天。具有温中散寒，燥湿疏肝，解毒散瘀，止呕平喘的功效。适用于高血压等。

（二）手法治疗

1. 针刺治疗高血压

针刺治疗高血压，国内资料已经很多，近期疗效也比较理想。临床观察表明，针刺对正常血压影响较小，但能使低血压患者血压升高，高血压患者血压下降，这种作用医学上称为双向调节作用。至于发生脑卒中后，用针刺治疗偏瘫、失语等症，则尤为普遍，一般均有一定疗效。

针感的强弱及有无直接关系到疗效好坏。一般选择具有宁心安神、调理肝脾、补肾作用的穴位，以适应各种证候类型的高血压。常用主穴，如内关、肾俞、阳陵泉、三阴交。常用辅，如行间、阳辅、太冲、太溪、曲池、合谷、足三里、气海、命门等。针刺时一般每天或隔天 1 次，每次选择数个穴位，留针20～30 分钟，10～14 天为 1 个疗程。

耳针是用针刺激耳部有关穴位区来治疗疾病的一种方法。据报道，耳针治疗高血压的近期疗效在 80%～85%，且具有降血压迅速、改善症状显著、操作简便、无不良反应的优点。耳针治疗高血压常用的穴位有肾、神门、枕、内耳、皮质下、降血压点等。每次取 2～3 穴,中等强度刺激,留针 20～30 分钟,间歇捻针,每日 1 次,5～7 天为 1 个疗程。

2.艾灸治疗高血压

方法 1

取穴:足三里、绝骨。

施术:按艾炷瘢痕灸法常规施术。施灸前用大蒜捣汁涂敷施灸部位,以增加黏附和刺激作用,然后放置艾炷施灸。每壮艾炷必须燃尽,除去灰烬后,方可继续加炷施灸,每穴连续灸 5～7 壮,艾炷如黄豆或半个枣核大,灸至穴上能见到水疱为度;灸完后贴清水膏或纱布覆盖以保护灸后疮面,并促使发灸疮,待灸疮愈合后再行复灸。一般灸 3～5 次,血压即可平稳下来。

方法 2

取穴:绝骨、神阙、百会。

施术:取艾炷如麦粒大,当艾炷燃烧 1/3～1/2 时,即去掉另换一炷。每穴施灸 3～5 壮,以局部皮肤出现红晕为止。隔日 1 次,3 次为 1 个疗程。若灸后起水疱,保持局部清洁,谨防感染。

方法 3

取穴:百会。

施术:取艾炷如麦粒大,当艾炷燃烧 1/3～1/2 时,即去掉另换一炷。以局部皮肤出现红晕为止。每次灸 3 壮,隔日 1 次,3 次为 1 个疗程。

方法 4

取穴:足三里、绝骨、涌泉、神阙、内关、百会。

施术:取新鲜生姜一块,切成厚约0.3厘米的生姜片,大小视施灸部位及所用艾炷大小而定;用针于生姜片中间穿刺数孔,放在施灸的穴位上,上置艾炷点燃施灸。如患者在施灸过程中觉局部有热痛感,可将生姜片连同艾炷向上略略提起,稍停放下再灸,或随即更换艾炷再灸,以局部皮肤潮红湿润为度。每次选用2～4个穴位,每穴每次灸治5～7壮。艾炷如黄豆或枣核大,隔日1次,5～10次为1个疗程,疗程间隔3～5天。

方法5

取穴:足三里、悬钟、内关、百会。

施术:先将施灸穴位上涂以少量凡士林,以增加黏附作用,再放上如麦粒大艾炷点燃,当患者稍觉热烫时即去掉另换1壮。每穴每次灸3～5壮,3次为1个疗程。一般每次灸至有水疱为度,盖以胶布,促成灸疮,若未发疱,间日再灸;已发,待疮愈后再灸。

方法6

取穴:足三里(双)、绝骨(双)。

施术:将用纯艾绒制成灸条的一端点燃,对准施灸部位,距0.5～1寸进行熏烤,使局部有温热感而无灼痛。一般先灸足三里穴、后灸绝骨穴,灸至皮肤微红为度。每周1～2次,每穴灸1～3壮,10次为1个疗程。

方法7

取穴:神阙、涌泉。

施术:取吴茱萸、肉桂、灵磁石各5克,共研细末,加蜂蜜调和,使之软硬适度,制成药饼3个备用。施灸时取制成的药饼贴于上述穴位上,以胶布固定,再将艾卷点燃,对准施灸部位,距0.5～1寸进行熏烤,使局部有温热感而无灼痛。每穴每次施灸20分钟,每日1次,10次为1个疗程。

方法8

取穴:足三里、涌泉、内关。

施术:在所选穴位上先施针刺,针刺得气后,将毫针留在适当深度;再取约2厘米长艾卷一节,套在针柄上,从下端点燃,直至艾条烧完为止,待针柄冷却后出针。每穴每次灸治10～20分钟,隔日1次,10次为1个疗程,疗程间隔5～7天。

方法9

取穴:第一组为中脘、足三里(双);第二组为环跳(双)、阳陵泉(双);第三组为风市(双)、申脉(双);第四组为肩髃(双)、曲池(双);第五组为风池(双)、绝骨(双);第六组为身柱、阳关、三阴交(双);第七组为委中(双)、照海(双)。

施术:用特制的温灸盒,内放2寸长艾卷,从下端点燃,然后将温灸器固定在应灸的穴位上。以上7组,一天只能灸1组,每穴每次灸治25分钟,每穴灸1次,7组7天灸完。每日灸后,用温灸器余热灸肚脐30分钟。7组穴位循环灸5次后,加灸第八组穴即百会、哑门、列缺(双)各25分钟。此后进行8组俞穴循环灸治,直至血压降至正常为止。本疗法循环周期较长,应嘱患者配合长期治疗,切勿半途而废,以免影响疗效。

方法10

取穴:曲池、太冲、足三里、风池。

施术:取灯心草1根,约10厘米长,蘸植物油并使之浸渍寸许,点燃灯心草之后,以灵捷而快速的动作,对准所选灸穴位直接点触于穴位上爆灸,一触即离去,并听到爆响"叭"之声,即告成功,此称为1壮。每日施灸1次,每穴灸1壮,10天为1个疗程。施灸期间可根据病情加穴。若烦躁易怒者,加肝俞穴;头痛者,加印堂、太阳穴;失眠者,加神门、三阴交穴;心悸者,加内关穴。本法灸后局部皮肤稍微灼伤,偶然可引起小水疱,3～4天水疱自行吸收而消失。

3.按摩治疗高血压

高血压患者除平时药物治疗、调节情绪外,同时采用按摩方法,可以取得良好的降血压效果。按摩治疗高血压的常用的方法如下。

(1)抹前额:取坐位,双手食指弯曲,用食指的侧面,从印堂穴两侧,由里向外沿眉抹到太阳穴,每次10遍。

(2)手指梳头:取坐位,双手十指稍分开似梳子,从前额发际开始向后梳至枕后发际处,整个头部都要梳遍,每次每处梳10遍。

(3)搓手心:站、坐、走动时均可。双手掌心互搓,至手掌心发热。

(4)按摩上肢:站或坐位均可。用左手按摩右肢,右手按摩左肢,每次做10遍。

(5)揉胸腹:用双手掌心,从胸上部至心窝处,上下来回按摩,每次10遍;然后揉腹,围绕脐周,右手顺时针方向揉20次,左手逆时针方向揉20次。

(6)搓腰:两掌手指并拢,按腰背脊柱两侧,从上往下搓至尾骨处,每次10～20遍。

(7)按摩下肢:取坐位、卧位。双手放在大腿根内外侧,由上往下按摩至足踝处,左右两腿各做 10~20 遍。

(8)搓足心:取坐、卧位。右手搓左脚心,左手搓右脚心,每次各 20 遍,至足心发热为好。最好在热水洗脚后进行。

(9)按压"内关穴":此穴在掌后第一横纹直上 2 寸两筋中间处。用右手握住左手腕,以大拇指对准内关穴,稍用力,旋转式按压,有酸胀感为好,连续 1~2 分钟,然后以同样方法按摩右手内关穴。

(10)按压"足三里穴":此穴在膝下胫骨粗隆外下沿直下 1 寸的部位。先以右手掌贴在左小腿内侧,以中指对准足三里穴,用力按压,有酸胀感为好,连续 1~2 分钟。

本套按摩方法,最好在早晨起床前后和晚上睡前各进行 1 次。长期坚持,不但可以降血压,使血压保持稳定,而且有健脑明目、舒筋、通络、活血、散瘀、强心、顺气、健脾、强腰、壮肾、益气等功效。

4. 足部按摩治疗高血压

足部反射区按摩疗法,是中医独特的治疗方法之一,又是中医的宝贵遗产。它运用不同的手法,刺激双足反射区(人体各组织器官在双足相应的位置),产生神经反射作用来调节机体内环境的平衡,发挥机体各组织器官潜在的原动力,从而达到治疗和保健的目的。足部按摩能综合调节高级神经中枢的功能,对缓解大脑皮质的紧张程度、调节皮质下中枢,尤其是皮质下心血管中枢兴奋抑制的平衡,以及调整内分泌功能,促进血液循环,使动脉血压稳定在正常水平,具有一定的作用。

足部按摩基本反射区:肾、输尿管、膀胱。

关联反射区:脑垂体,腹腔神经丛,甲状腺,甲状旁腺,生殖腺,上、下身淋巴结,前列腺或子宫,内耳迷路。

重点反射区:大脑、三叉神经、小脑、心、颈项、肾、肾上腺。

用中等力度手法刺激基本反射区和关联反射区各10次,约20分钟。用重手法刺激重点反射区各20次,约10分钟。由于高血压患者大多有头痛和头颈部发硬感,按摩大脑和颈项等反射区,能消除此种症状。高血压患者的失眠和多梦症状,可通过按摩额窦、内耳迷路、腹腔神经丛等反射区而获得缓解。同时,按摩脚后跟的生殖腺反射区偏上处的安眠点,以及按摩小趾根部内侧的安眠点各5分钟,以加强缓解失眠的作用。

按摩肾上腺反射区:对血压具有双向调节的作用。在血压高于正常值时按摩肾上腺反射区,可抑制肾上腺髓质分泌肾上腺素和去甲肾上腺素,而使血压有所下降。在血压低于正常值时按摩肾上腺反射区,可促进肾上腺髓质分泌肾上腺素和去甲肾上腺素,而使血压有所上升。并且,按摩颈项反射区横纹中间的降压点,以及肾反射区,有迅速降血压与利尿作用。

足部反射区按摩完毕,应用热水洗脚20分钟,擦干,用按摩棒轻轻锤击颈项、甲状腺和甲状旁腺反射区所围成的区域20下,巩固降血压的疗效;喝200~500毫升的温开水。每天做一次足部按摩,10天为1个疗程。

为了巩固足部按摩的疗效,患者除了严格按照规定每天进行足部按摩外,还应进行一定负荷的运动。

5.指压治疗高血压

方法1

(1)先使患者坐位,施术者以拇指指腹点揉印堂、太阳穴各2分钟,点揉攒竹、睛明、百合、头维穴各1分钟,用补法;点按风池穴3分钟,用泻法;点按风府穴1分钟,用补法。然后,再使患者俯卧位,拨揉曲池穴2分钟,用泻法;点按内关穴1分钟,点揉足三里穴2分钟,用补法;点按涌泉穴半分钟,用泻法。

(2)肝阳上亢者,加点章门、期门、太冲穴各1分钟,用泻法。

(3)痰浊阻络者,加丰隆、阳陵泉穴各1分钟,用补法。

(4)眼睛疼痛者,可加刮眼眶法,以双食指屈曲以桡侧面轮刮上下眼眶2~3分钟。

(5)头晕头痛较重者,可重点做头顶部手法。戳点百会、四神聪、风池等穴。

方法2

(1)取坐位。将右足搁在左膝上,右手握住右足背,左手掌尺侧小鱼际置于足心涌泉穴处持续擦摩约3分钟。然后换左足,方法亦然。

(2)取坐位。一手掌指着力,捏拿颈后部,反复施术约2分钟。

(3)取坐位。两手拇指指端交替着力,分别按揉两侧手背拇、食掌骨中点、稍偏食指处之合谷穴约1分钟。

方法 3

（1）患者仰卧位。施术者立于一侧，两手拇指端着力，分别点按两侧肘关节屈曲、肘横纹尽头处曲池穴，腕关节掌侧、腕横纹尺侧端稍上方凹陷处神门穴，膝关节外膝眼下 3 寸、胫骨外侧约一横指处足三里穴，足背第一、二趾缝间上 1.5 寸处太冲穴各约 1 分钟，以局部酸胀为宜。

（2）患者仰卧位。施术者立于一侧，两手掌指交替着力，分别置于上腹季肋部，向上向下反复摩动约 2 分钟。

（3）患者仰卧位。施术者立于一侧，两手掌指分别置于腹外侧，自外向内，从上向下，交替挤拢拿提腹肌并逐渐移动，反复施术约 2 分钟。

（4）患者俯卧位。施术者立于一侧，两手掌指交替着力，分别推揉背腰两侧，沿足太阳膀胱经，从第一胸椎至腰骶部，自上而下，自下而上，边推边揉反复施术约 7 分钟。

（5）患者坐位。施术者立于一侧，一手扶一侧肩部，另一手拇指、食指、中指、无名指着力，做对称性捏拿上背及颈项部，反复施术约 3 分钟。

（6）患者坐位。施术者立于一侧，两手拇指或中指指端着力，分别按揉两侧颈后部枕骨粗隆下方凹陷处与乳突之间凹陷脑卒中池穴，眼外眦上外方凹陷处太阳穴，两眉毛内侧连线中点处印堂穴各约 1 分钟。

方法 4：施术者用拇指先点压印堂穴，然后依次点压足三里、曲池、绝骨穴各 100～200 下，每日 1～2 次，每次一侧穴位，两侧交替使用。当血压降至正常后，患者每天或隔日自行按揉绝骨穴 50～100 下或以拇指、食指掐揉耳后降血压沟至出现发热为止。可起巩固正常血压和预防高血压的作用。

方法5

(1)拇、食指指腹同时轻轻揉按双侧风池穴,连续揉按3～5分钟,以局部出现轻微酸胀感为宜。

(2)中指指端点冲按压曲池穴,每分钟200次,连续冲按2～3分钟,以局部出现明显酸胀感为宜。

(3)拇指指腹用中等力量扣按足三里穴,每隔20秒钟放松1次,反复扣按5～10分钟,直至局部出现酸胀感为止。

(4)拇指指尖用重力切按太冲穴,每隔10秒钟放松1次,反复切按2～3分钟,直至局部出现明显酸痛感为止。

(5)拇指或食指指腹轻轻揉按太阳穴,先顺时针方向揉36次,再逆时针方向揉按36次,此法有缓解头晕、头痛等症状的作用。

(6)拇指指腹置于太溪穴上,食指或中指指腹置于昆仑穴上,两指用较重力量捏按,每隔10秒钟放松1次,反复捏按2～3分钟,以局部出现明显酸胀感为止。

方法6

(1)抹桥弓:患者仰卧位,施术者先用右手食指、中指指腹着力,沿桥弓自上而下反复揉5～10分钟。

(2)指压穴位:紧接上法,施术者可指压印堂、太阳、风池、风府,反复施术3～5分钟。

(3)指压阳陵泉、涌泉:紧接上法。施术者继续指压阳陵泉、涌泉穴3～5分钟。

方法7:取穴分为3组,一组为印堂、太阳、头维、率谷、风池、桥弓(翳风穴到缺盆穴这一条线);第二组为中脘、神阙、气海等;第三组为肾俞、命门、涌泉。一组为头面、颈部穴,用推法、揉法、点穴法。患者取坐位,先从印堂到太阳、太阳到率谷、率谷到风池进行推压数次后，再揉、点上述有关穴位，再推两侧桥弓。两组穴为腹部，用揉法、点穴法进行操作。三组用揉擦法，用食、中、无名指指腹在患处或有关穴位上来回进行揉擦。横擦腰部肾俞、命门一线，以透热为度；揉、点涌泉穴。每日或隔日1次。

方法8：施术者以拇指指腹点压百会穴，顺时针方向揉按10～15下；接着以拇指、食指掐拿风池穴5～7下；以双拇指端及其余手指扣掐两曲池穴5～7下；以中指端垂直点压太冲穴10～15下。每日1次，血压降至正常，仍需再治疗2～3次。如伴兼症，可按各症用穴对症处理。

方法9：先揉压百会穴1.5分钟，再依次强压双侧曲池、内关、丰隆穴各1.5～3分钟。每日1次，10次为1个疗程。

6.刮痧治疗高血压

刮痧疗法系起源于民间的中医外治法，它借助各种器具作用于人体体表的经络穴位等特定部位，进行刮、提、推、擦，这种良性刺激通过经络的传导作用，可激发机体内部器官之间的相互协调，达到阴阳平衡，通畅气血，疏通经络，增强脏腑功能，扶正祛邪，治疗疾病，促使病体康复等目的。各种刮痧方法可以增强血液循环，改善微循环状况，改变血管紧张度，使血管扩张；并可调节神经功能，解除精神紧张。现代研究还发现，刮痧疗法对循环中枢有一定的镇静作用。有学者认为，刮痧疗法所引起的局部瘀血，是一种自体溶血现象，这种良性刺激过程，可以通过向心性神经作用于大脑皮质，继续起到调节大脑的兴奋与抑制过程的平衡。以上研究成果提示了刮痧疗法促使血压下降和改善高血压自觉症状的作用机制。

刮痧疗法分为补法、泻法两种手法,依据操作力量的轻重、速度的缓急、刮治时间的长短、刮治的方向和局部皮肤的充血紫点程度等方面进行区分。

凡操作力量较轻,操作速度较慢,刮治时间较短,作用较浅,局部皮肤充血紫点较轻,对皮肤、肌肉有兴奋作用的手法,称为"补法"。适用于高血压肝肾阴虚型、阴阳两虚型等虚证患者。

凡操作力量较重,操作速度较快,刮治时间较长,作用较深,局部皮肤充血紫点较重,对皮肤、肌肉等组织有抑制作用的手法,称为"泻法"。适用于高血压肝阳上亢、肝风内动、痰浊中阻等实证患者。

介于补法与泻法两者之间的手法,称为"平法",适用于阴虚阳亢等虚实夹杂证的高血压患者。

7.拔罐治疗高血压

方法1

取穴:足太阳膀胱经的大杼至膀胱俞。

施术:患者取俯卧位或俯伏坐位,充分暴露背部,在背部涂适量的润滑油,选择适当大小的火罐,用闪火法将罐吸拔于背部(负压不宜过大),沿着膀胱经背部第一侧线的大杼至膀胱俞穴来回推动火罐,至皮肤出现红色瘀血现象为度,起罐后擦净皮肤上的油迹。每周治疗1～2次,6次为1个疗程。

方法2

取穴:肩髃、曲池、合谷、承扶、委中、承筋、承山、昆仑、涌泉、申脉、足三里等。

施术：根据具体症状，选择拔罐部位，除头部外，均可用中号或大号的火罐，点燃95％酒精棉球，速投罐中，待火旺时将罐扣在穴位上，一般拔10个左右，留罐时间为10～15分钟。

方法3

取穴：大椎、承山。

施术：采用针罐。毫针直刺得气后，针柄上各固定好酒精棉球，点燃后，扣罩火罐，留罐20分钟，每日或隔日1次，直至症状缓解。

方法4

取穴：丰隆、足三里。肝火上炎加肝俞；阴虚阳亢加三阴交、膈俞；肾精不足加命门、关元。

施术：采用单罐或留针拔罐，留罐15～20分钟，每日或隔日1次，10次为1个疗程，疗程间隔3～5天。

方法5

取穴：肝俞、筋缩、胆囊穴。

施术：采用刺罐。梅花针叩刺出血，然后用闪罐，每穴5～10次，隔日1次至血压正常。

方法6

取穴：太阳、曲池、委中。

施术：将太阳、曲池、委中穴进行常规消毒，用三棱针在每个穴位上点刺3～5下，最好选择穴位附近的经脉瘀阻（静脉充盈）处进行点刺，选择大小适宜的火罐，用闪火法将罐立即拔于所点刺的穴位上，留罐10～15分钟，待皮肤出现红色瘀血或拔出血量达3～5毫升为止，起罐后用消毒棉球擦净皮肤上的血迹。每周治疗1次，5次为1个疗程。适用于实证型高血压。

方法 7

取穴：大椎。

施术：患者正坐垂头，用 28 号 2 寸毫针直刺大椎穴 1～1.5寸，不捻转提插，待有下窜针感时，在针柄上放一酒精棉球点燃，扣上火罐，留罐 10 分钟。隔日 1 次，10 次为 1 个疗程，疗程间隔 5～7 天，一般治疗 3 个疗程。

方法 8

取穴：曲池、合谷、足三里、三阴交、肝俞、肾俞。

施术：将以上穴位进行常规消毒，用毫针针刺曲池、合谷、肝俞穴用平补平泻法，足三里、三阴交、肾俞穴用补法；取得针感后，选择适当大小的火罐，用闪火法将罐吸拔于毫针上，留罐 10～15 分钟，待皮肤出现红色瘀血现象后起罐。每周治疗 2～3 次，6 次为 1 个疗程。适用于以头晕、头痛、失眠、心悸等为主的虚症型高血压。

方法 9

取穴：大椎。

施术：局部常规消毒后，用消毒三棱针在大椎穴上横划 1厘米长的痕迹，以划破皮肤并有少许血迹渗出为度；然后，选用大小适宜的火罐，点燃 95％酒精棉球，速投罐中，待火旺时迅速将火罐拔扣在此穴上，留罐 5～10 分钟；取罐时内有渗血5～10 毫升，用消毒干棉球擦净血迹，再覆盖消毒棉球或纱布，用胶布固定，预防感染；每次治疗时可在原划痕迹上或稍下处操作，但不宜在原划痕上重复。每周治疗 1 次，5 次为 1个疗程；若 1 个疗程无效者，应该改用他法。

方法 10

取穴：颈部至骶尾部的督脉，足太阳膀胱经内侧循行线。

施术：采用走罐至皮肤潮红，然后在心俞、志室、魄门穴处闪罐 5～10 次。隔日 1 次，10 次为 1 个疗程，疗程间隔 7 天。